全国中医药行业高等教育"十四五"规划教材
全国高等中医药院校规划教材（第十一版）

中药拉丁语

（新世纪第三版）

（供中药学、中药资源与开发、中药制药、药学等专业用）

主编 李峰 马琳

中国中医药出版社

·北 京·

图书在版编目（CIP）数据

中药拉丁语 / 李峰，马琳主编 . —3 版 . —北京：
中国中医药出版社，2021.6（2022.11 重印）
全国中医药行业高等教育"十四五"规划教材
ISBN 978-7-5132-6887-5

Ⅰ . ①中⋯ Ⅱ . ①李⋯ ②马⋯ Ⅲ . ①中药学—拉丁
语—中医学院—教材 Ⅳ . ① H771

中国版本图书馆 CIP 数据核字 (2021) 第 053474 号

融合出版数字化资源服务说明

全国中医药行业高等教育"十四五"规划教材为融合教材，各教材相关数字化资源（电子教材、PPT 课件、视频、复习思考题等）在全国中医药行业教育云平台"医开讲"发布。

资源访问说明

扫描右方二维码下载"医开讲 APP"或到"医开讲网站"（网址：www.e-lesson.cn）注册登录，输入封底"序列号"进行账号绑定后即可访问相关数字化资源（注意：序列号只可绑定一个账号，为避免不必要的损失，请您刮开序列号立即进行账号绑定激活）。

资源下载说明

本书有配套 PPT 课件，供教师下载使用，请到"医开讲网站"（网址：www.e-lesson.cn）认证教师身份后，搜索书名进入具体图书页面实现下载。

中国中医药出版社出版

北京经济技术开发区科创十三街 31 号院二区 8 号楼
邮政编码　100176
传真　010-64405721
山东润声印务有限公司印刷
各地新华书店经销

开本 889×1194　1/16　印张 11.75　字数 313 千字
2021 年 6 月第 3 版　2022 年 11 月第 3 次印刷
书号　ISBN 978-7-5132-6887-5

定价　46.00 元
网址　www.cptcm.com

服 务 热 线　010-64405510　　微信服务号　zgzyycbs
购 书 热 线　010-89535836　　微商城网址　https://kdt.im/LIdUGr
维 权 打 假　010-64405753　　天猫旗舰店网址　https://zgzyycbs.tmall.com

如有印装质量问题请与本社出版部联系（010-64405510）

前　言

为全面贯彻《中共中央 国务院关于促进中医药传承创新发展的意见》和全国中医药大会精神，落实《国务院办公厅关于加快医学教育创新发展的指导意见》《教育部 国家卫生健康委 国家中医药管理局关于深化医教协同进一步推动中医药教育改革与高质量发展的实施意见》，紧密对接新医科建设对中医药教育改革的新要求和中医药传承创新发展对人才培养的新需求，国家中医药管理局教材办公室（以下简称"教材办"）、中国中医药出版社在国家中医药管理局领导下，在教育部高等学校中医学类、中药学类、中西医结合类专业教学指导委员会及全国中医药行业高等教育规划教材专家指导委员会指导下，对全国中医药行业高等教育"十三五"规划教材进行综合评价，研究制定《全国中医药行业高等教育"十四五"规划教材建设方案》，并全面组织实施。鉴于全国中医药行业主管部门主持编写的全国高等中医药院校规划教材目前已出版十版，为体现其系统性和传承性，本套教材称为第十一版。

本套教材建设，坚持问题导向、目标导向、需求导向，结合"十三五"规划教材综合评价中发现的问题和收集的意见建议，对教材建设知识体系、结构安排等进行系统整体优化，进一步加强顶层设计和组织管理，坚持立德树人根本任务，力求构建适应中医药教育教学改革需求的教材体系，更好地服务院校人才培养和学科专业建设，促进中医药教育创新发展。

本套教材建设过程中，教材办聘请中医学、中药学、针灸推拿学三个专业的权威专家组成编审专家组，参与主编确定，提出指导意见，审查编写质量。特别是对核心示范教材建设加强了组织管理，成立了专门评价专家组，全程指导教材建设，确保教材质量。

本套教材具有以下特点：

1.坚持立德树人，融入课程思政内容

把立德树人贯穿教材建设全过程、各方面，体现课程思政建设新要求，发挥中医药文化育人优势，促进中医药人文教育与专业教育有机融合，指导学生树立正确世界观、人生观、价值观，帮助学生立大志、明大德、成大才、担大任，坚定信念信心，努力成为堪当民族复兴重任的时代新人。

2.优化知识结构，强化中医思维培养

在"十三五"规划教材知识架构基础上，进一步整合优化学科知识结构体系，减少不同学科教材间相同知识内容交叉重复，增强教材知识结构的系统性、完整性。强化中医思维培养，突出中医思维在教材编写中的主导作用，注重中医经典内容编写，在《内经》《伤寒论》等经典课程中更加突出重点，同时更加强化经典与临床的融合，增强中医经典的临床运用，帮助学生筑牢中医经典基础，逐步形成中医思维。

3.突出"三基五性"，注重内容严谨准确

坚持"以本为本"，更加突出教材的"三基五性"，即基本知识、基本理论、基本技能，思想性、科学性、先进性、启发性、适用性。注重名词术语统一，概念准确，表述科学严谨，知识点结合完备，内容精炼完整。教材编写综合考虑学科的分化、交叉，既充分体现不同学科自身特点，又注意各学科之间的有机衔接；注重理论与临床实践结合，与医师规范化培训、医师资格考试接轨。

4.强化精品意识，建设行业示范教材

遴选行业权威专家，吸纳一线优秀教师，组建经验丰富、专业精湛、治学严谨、作风扎实的高水平编写团队，将精品意识和质量意识贯穿教材建设始终，严格编审把关，确保教材编写质量。特别是对32门核心示范教材建设，更加强调知识体系架构建设，紧密结合国家精品课程、一流学科、一流专业建设，提高编写标准和要求，着力推出一批高质量的核心示范教材。

5.加强数字化建设，丰富拓展教材内容

为适应新型出版业态，充分借助现代信息技术，在纸质教材基础上，强化数字化教材开发建设，对全国中医药行业教育云平台"医开讲"进行了升级改造，融入了更多更实用的数字化教学素材，如精品视频、复习思考题、AR/VR等，对纸质教材内容进行拓展和延伸，更好地服务教师线上教学和学生线下自主学习，满足中医药教育教学需要。

本套教材的建设，凝聚了全国中医药行业高等教育工作者的集体智慧，体现了中医药行业齐心协力、求真务实、精益求精的工作作风，谨此向有关单位和个人致以衷心的感谢！

尽管所有组织者与编写者竭尽心智，精益求精，本套教材仍有进一步提升空间，敬请广大师生提出宝贵意见和建议，以便不断修订完善。

国家中医药管理局教材办公室

中国中医药出版社有限公司

2021年5月25日

编写说明

　　中药拉丁语是全国中医药院校学生必须学习和掌握的专业基础课程之一，是从事药用植物学、药用动物学、中药鉴定学、中药资源学和生物学相关工作的重要工具。本教材是全国中医药行业高等教育"十四五"规划教材之一。由来自全国二十多所中医药院校或综合及医科大学富有中药拉丁语教学经验的一线教师共同编写而成。

　　本教材参照以往同类教材，继续保持语音部分、语法部分、生物与中药命名和医药处方四大基本内容。在语音部分为帮助学生学习拉丁语的正确发音，录制了拉丁语字母的基础发音，并邀请外籍 Leopold Leeb 教授录制了常用动植物学名、科名及中药材与饮片拉丁名的读音示范以数字教材形式与纸质教材协同使用。在语法部分按照中药拉丁语的特点着重介绍拉丁语名词、形容词语法，一般介绍动词语法，简单介绍副词、前置词、连接词的有关语法变化和应用。本教材的实例结合中药相关专业需求，例词选用常用药用植物、动物和中药材拉丁名，内容前后呼应。在生物与药物命名部分，根据《中华人民共和国药典》（2020 年版）的新规定，全面介绍中药材、中药炮制品和中药提取物的拉丁名命名方法，植物、动物拉丁学名的国际命名法。在处方部分，根据中华人民共和国卫生部第 53 号《处方管理办法》，创新性地编写了既适应国际拉丁语医药处方规定又符合我国相关法规的医药处方内容。在词汇方面，收录《中华人民共和国药典》（2020 年版）收载的全部中药材拉丁名和药用动植物学名，以及常用药用动植物的科名、属名、药用部位拉丁名、剂型拉丁名、化学药品拉丁名和药物处方常用拉丁缩写词等共计 3000 多词汇。本教材还融入了课程思政内容，既可以满足教学需要，还可以供教师、学生进行教学、科研参考。

　　另外，本教材同时编写了配套数字融合教材，包含拉丁语基础语音，常用药用植动物学名、科名和中药材拉丁名称的读音示范；中药拉丁语各章重点、难点辅导；配合纸质教材的课后练习。数字融合教材由马琳、李宝国、徐志立、李先宽牵头，全体编委会成员共同完成。

　　本教材适用于中药学、中药资源与开发、中药制药、药学等专业的本科、专科教学，也可作为医学等相关专业学习选用。

　　本教材编写分工：绪论部分由李峰编写；语音部分由马琳、李宝国、石晋丽、李先宽编写；语法部分由严玉平、罗晓铮、王光志、吴兰芳、谢海龙、齐伟辰编写；生物与药物命名部分由田建平、付晓梅、李硕、车苏容、林莺、董琳编写；处方部分由杜勤、方清影、刘炜编写；附录部分由张水利、刘湘丹、刘阿萍、徐志立编写；全书由李峰、冯帅负责统稿审核。

　　本教材若有不妥之处，欢迎广大师生提出宝贵意见，以便今后修改完善。

《中药拉丁语》编委会

2021年5月

目　录

扫一扫，查阅
本书数字资源

绪 论

拉丁语（Lingua Latina）是人类的古老语种之一，在其悠久的历史发展过程中，呈现出本身特有的历史性、广泛性和适应性，是法语、意大利语、罗马尼亚语等欧洲多种现代语言的母语或基础语言，所以有"万语之母"的称谓。现在拉丁语已不再作为日常口语应用，主要用于医学、生物学等学科，且仍以国际科学用语著称于世界。

拉丁语是医药卫生学界通用的国际学术用语，也是医药卫生工作者必须掌握的基本工具之一，因此教育部将拉丁语列为全国高中级医药院校的专业基础课程。

一、拉丁语的由来及演变

拉丁语原本是居住在意大利中部拉丁姆地区（Latium，意大利语为 Lazio）台伯（Tiberis）河入海口附近的拉丁部落使用的语言。公元前 753 年，拉丁人以罗马城为中心，不断增强政治、经济和军事实力。公元前 509 年，罗马共和国建立，拉丁语成为罗马共和国的官方语言。后因为发源于此的罗马帝国势力扩张，拉丁语广泛传播到罗马帝国境内。在罗马帝国全盛时期，随着罗马人军事、政治和经济势力的扩张，拉丁语作为官方行政语言传播到欧洲、亚洲、非洲，成为当时罗马帝国核心地区使用的语言。同时，拉丁语还是教会的官方语言，在 5~15 世纪，拉丁语是教会统治下的宗教、文化和行政用语，又是西欧各民族间的交际用语。

5 世纪，罗马帝国崩溃。至欧洲文艺复兴时期以后，原先为罗马帝国统治的各国家、地区人民，逐渐以本地区的方言结合拉丁语，分别派生出葡萄牙语、西班牙语、法语、意大利语、罗马尼亚语等多种近代语言，形成了新的拉丁语系语言。随着历史、社会的发展，这些民族语言逐渐代替了拉丁语。在日常生活中拉丁语逐步被取代，只有梵蒂冈教会仍在使用。

但是，因为拉丁语词汇（其中包括大量来源于希腊语的词汇）中有着丰富的构词词素，可用以构成新的科学术语，而且拉丁语语音明确，语法严谨，词意确切，并且历史上很多原始文献和学术著作大多数是由拉丁语写成的。因此，拉丁语在学术领域里一直拥有重要地位，特别在许多学术领域，拉丁语起到了统一科学名词、学术术语的重要作用。大量的拉丁语科技语和缩写词至今仍被广泛应用于自然科学和社会科学领域，在医学、药学、生物学中更是如此。例如生物分类法的命名规则、中（生）药命名规则、医学处方等仍使用拉丁语；化学元素、生物学名及其描述、解剖学名、疾病名等均以拉丁语词汇为规范。为了便于国际交流，拉丁语仍被继续沿用，现在已成为许多学科使用的国际学术用语。拉丁文字和拉丁词汇已成为人类共有的语言资源。

二、拉丁语与中医药的关系

在中医药学领域，自古就与拉丁语有着多方面的联系和应用。

拉丁语在欧、亚、非三大洲（主要是在欧洲）的学术界，经过千百年的广泛应用，奠定了医学文明的基础。自古至今，国际上的学术用语，特别是医学术语均沿用拉丁文。诞生于东方文明的中医药学与拉丁语在对世界的认知、医药的理解、药物的应用等许多方面有着不谋而合之处。例如地榆拉丁名为 *Sanguisorba officinalis* L，其中属名 Sanguisorba 来自拉丁语 Sanguis（血）+ sorba（吸收），指本属某些植物具有止血的效能，种加词 officinalis 其意为"可药用的"；而中医药认为地榆可入药，具有凉血止血等功效。这种中医药与拉丁语在医药认知过程中殊途同归的案例在《中药拉丁语》学习中还有许多。这些都充分证明了，从古至今作为中华文明杰出代表的中医药学的科学性、兼容性和适用性，反映了中华民族的世界观、价值观、生命观、健康观和方法论兼具科学和人文的双重属性。作为世界医药领域的一个重要组成部分，中医药从未缺席，并将随着中华民族的伟大复兴而发挥日益重要的作用。

我国明代医药学家李时珍所著的《本草纲目》（ *Compendium of Materia Medica* ）自17世纪以来先后被译成拉丁文等多种文字，促进了其在世界范围的流传。《本草纲目》的有关内容曾被著名英国生物学家达尔文以及后来的《大英百科全书》所引用，对全世界自然科学做出了举世公认的卓越贡献。

世界各国医学工作者早在1895年就共同做出了以拉丁语为医药界国际用语的决定，规定正规的医药名称和处方均用拉丁语书写，作为世界著名传统医学体系的中医药学亦应遵循。

药用植物分类和中药来源鉴定的最终目的是确定中药的正品来源，明确其学名。拉丁语是中药工作者必须掌握的基本工具之一。作为中药材来源的植物、动物和矿物，在国际上均以拉丁语命名的学名作为植物、动物国际统一的名称。例如，益母草在我国不同地区有不同的习用名称，如东北称坤草，江苏部分地区称田芝麻，浙江称角胡麻，四川称青蒿，福建称野故草，广东称红花艾，广西称益母菜，青海称千层塔，云南称透骨草等，其他国家对益母草也有习用的本地植物名，这对于中药质量标准的制定以及科学普及和国际交流都是不利的。而益母草在国际上统一的拉丁语学名是 *Leonurus japonicus* Houtt.，当标注上了这个拉丁学名后，国内外相关专业领域的学者都能够了解和认知，起到了统一名称、纠正混乱与促进交流的作用。

中药材的拉丁名命名是以其基原植物或动物的学名为基础，加上中药的药用部位构成。1963年以来的各版《中华人民共和国药典》（以下简称《中国药典》）中，中药材及其饮片的规范名称均包括汉字、汉语拼音和拉丁语名称三部分。如《中国药典》（2020年版）中药材人参的拉丁语名称为 Ginseng Radix et Rhizoma、羚羊角的拉丁语名称为 Saigae Tataricae Cornu、芒硝的拉丁语名称为 Natrii Sulfas、益母草流浸膏的拉丁语名称为 Leonurus Liquid Extract、法半夏的拉丁名称为 Pinelliae Rhizoma Praeparatum。用拉丁语规范中药材及其提取物和中药炮制品的名称，可以有效地解决中药实际应用中同名异物、同物异名等混乱现象。有利于中药名称的规范化、科学化和国际化，有利于促进中医药的国际交流，加快中医药现代化和国际化进程。

国内外的药物命名除以本民族语言文字和英语命名外，也以拉丁语命名的药物名称作为国际上医药工作者共同理解的名称。世界上大多数国家的药典与药物学专著，对所列药物都标注了拉丁语名称。

另外，拉丁语还应用于医学相关学科中。例如，解剖学中的解剖学名、人体寄生虫学中的寄生虫学名、医用微生物学中的微生物学名，生物学、农学中的生物、农作物学名等，国际上均以拉丁语命名的学名作为统一名称。而且国际生物学术组织规定，凡发布新的生物物种要应用拉丁语进行合格的命名并描写其形态特征，在规定的学术刊物上合格发表，才能得到国际学术界的认可。国际化学学术组织规定，化学元素和化学成分化合物名也以拉丁语命名作为国际统一的名称。

三、关于中药拉丁语的学习

中药拉丁语为中药学、中药资源学和药学、护理学等有关学科的专业基础课程。同时又是一门外语课。在学习过程中，必须遵循外语学习的一般规律，由浅入深，循序渐进；必须贯彻理论联系实际的原则，密切结合中药命名法、药品命名方法、生物命名方法和医学处方术语等专业知识、专业词汇，以达学以致用的目的。

《中药拉丁语》主要包括语音、语法、生物与药物命名、医药处方四部分。本版教材增加了与中药学科相关的新方法、新技术、新概念等拉丁语表述方法，使其具有较强的新颖性、适用性和指导性。同时结合教学需求，充分体现教科书重点突出、层次分明的特点，适合教学和学习的需要。

1. 语音部分

掌握拉丁语字母的正确名称音、发音，熟悉拉丁语拼音规则，掌握单词的音节划分和确定词重音的有关规则。熟悉常用药用植物拉丁名、中药材拉丁名的正确读音。

2. 语法部分

结合中药专业实际，掌握名词、形容词的有关语法，熟悉动词、副词、前置词、连接词、数词的有关语法内容。

3. 词汇部分

熟悉每节课介绍的生词和常用词汇。重点掌握常用药用动物和植物的学名、药用部位拉丁名、常用中药材拉丁名、化学药品拉丁名、各种剂型拉丁名。

4. 生物与药物的命名部分

掌握动植物国际命名法、我国中药材命名规则，熟悉化学元素命名、化合物命名、生物制品等药品的命名等。

5. 医药处方部分

掌握标准医药处方的规则要求和处方常用缩写词等内容。

本教材每部分内容由浅入深，循序渐进。每节课后有练习。另附语法、语音和中药资源、药用植物等课程相关内容的附录，供学生学习。

学习拉丁语时，要以语音为基础，学会必要的语法规则，熟记常用词汇，进而掌握各类药物的命名方法和书写与认读处方的拉丁语知识。学习方法同其他外语学习一样，要多听、多读、多写、多译，反复练习，加强记忆，确切掌握，正确运用。

从以上简要的介绍中可以看出，随着我国中医药现代化、国际化的不断发展，拉丁语对医药工作者来说，是必须具备的基本工具之一，广大医药卫生工作者都应学会和应用这一语言工具，为加快中医药现代化和国际交流做出贡献。

第一章
拉丁语语音

扫一扫，查阅本章数字资源，含PPT、音视频、图片等

第一节　字母的读音

一、语音的概念

具有语言作用的声音叫语音。构成语音的最小单位叫音素。给音素注音的书面符号叫音标。记录语音的符号叫字母，字母是组成单词的基本单位。

二、发音器官介绍

一般语音是由发音器官发出的，要达到准确发音，就必须了解发音的原理和发音器官的构造和作用，从而正确运用发音器官，准确发出所需的声音。一般发音时，先由肺部呼出气流，气流由肺部进入气管，然后经过喉头泄出，通过发音器官的调节而形成语音。气流振动声带时，发出浊音；若将声带张开，声门放大，气流不使声带振动，便发出清音。

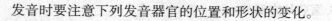

发音时要注意下列发音器官的位置和形状的变化。

1. 舌

舌可以在口腔内活动，能和牙齿、齿龈、硬腭、软腭等接触或接近，借以阻挡气流而发出各种声音。

2. 唇

唇能在一定范围内活动，可以平展、收圆、张大、缩小或完全闭合。

3. 声带

声带是发音器官中最重要的部分，声带拉紧时，气流通过便发生振动；声带松弛时，气流通过可不振动。气流通过声带，再经过咽、鼻腔的共鸣和腭、齿、舌、唇的作用而形成语音。

4. 软腭

软腭可以上下活动，从而开放或阻挡气流到口腔或鼻腔的通路，产生闭塞性鼻音或开放性鼻音。

由上述发音器官的种种变化，便可发出不同的语音。发音器官构造见图1-1。

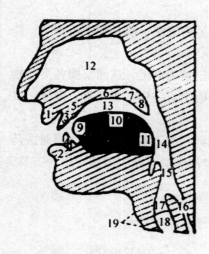

图1-1　发音器官构造图

注：1. 上唇；2. 下唇；3. 上齿；4. 下齿；5. 上齿龈；6. 硬腭；7. 软腭；8. 小舌；9. 舌尖；10. 舌面；11. 舌根；12. 鼻腔；13. 口腔；14. 口咽；15. 会厌；16. 食道；17. 气管；18. 声带；19. 喉咽

三、拉丁语的字母

拉丁语为拼音文字，单词是由字母构成的。拉丁语字母有26个，每个字母有名称音和发音两种读法，单独读字母时读名称音；在拼读单词时，读发音。

拉丁语字母有印刷体与书写体（也称手写体）两种写法。书写体又分斜体和圆体两种。目前，斜体较通用，每种体又分大写体和小写体两种形式。按规定，药物名称中的名词、形容词和动、植物的科名，以及动、植物学名中的属名、命名人的第一字母均用大写形式，其他一般用小写形式。拉丁语字母印刷、书写形式、读音表1-1所示。

表1-1　拉丁语字母印刷、书写形式、读音表

字母顺序	印刷体		书写体				国际音标	
			斜体		圆体			
	大写	小写	大写	小写	大写	小写	名称音	发音
1	A	a	A	a	A	a	[a:]	[a:]
2	B	b	B	b	B	b	[be]	[b]
3	C	c	C	c	C	c	[tʃe]	[k] 或 [tʃ]
4	D	d	D	d	D	d	[de]	[d]
5	E	e	E	e	E	e	[e]	[e]
6	F	f	F	f	F	f	[ef]	[f]
7	G	g	G	g	G	g	[dʒe]	[g] 或 [dʒ]
8	H	h	H	h	H	h	[ha:]	[h]
9	I	i	I	i	I	i	[i:]	[i:]
10	J	j	J	j	J	j	['jɔ:da:]	[j]
11	K	k	K	k	K	k	[ka:]	[k]
12	L	l	L	l	L	l	[el]	[l]
13	M	m	M	m	M	m	[em]	[m]
14	N	n	N	n	N	n	[en]	[n]
15	O	o	O	o	O	o	[ɔ:]	[ɔ:]
16	P	p	P	p	P	p	[pe]	[p]
17	Q	q	Q	q	Q	q	[ku:]	[k]
18	R	r	R	r	R	r	[er]（r 舌尖颤动）	[r]（舌尖颤动）
19	S	s	S	s	S	s	[es]	[s]
20	T	t	T	t	T	t	[te]	[t]
21	U	u	U	u	U	u	[u:]	[u:]
22	V	v	V	v	V	v	[ve]	[v]
23	W	w	W	w	W	w	['du:plekes've]	[w]
24	X	x	X	x	X	x	[i:ks]	[ks]
25	Y	y	Y	y	Y	y	['i:psi:lɔ:ŋ]	[i]
26	Z	z	Z	z	Z	z	['zeta:]	[z]

【说明】

1.方括号（[ ]）内的音符为英语音标，以帮助学过英语的学生掌握发音（只能是辅助手段，仅供参考）。

2.拉丁语字母本无j，因为原先i除为元音字母外，在位于元音字母前时，往往又作辅音字母。例如：adiuvans（辅助的，辅药）中的iu，iecur（肝）中的ie，这里i均作辅音字母。约16世纪，学者们才开始用j代替作

辅音字母用的i。但有些拉丁语学者至今对字母j不予承认，因此，我们可能见到对于同一个单词，有的用字母j，有的用字母i。例如：adiuvans或adjuvans，iecur或jecur。

　　3.字母k大都见于外来语单词中，例如：Kalopanax（剌楸属——来源于希腊语），kalium（钾——来源于阿拉伯语）。

　　4.拉丁语字母中本无W，这是后来学者加进去的，主要用于人名及动、植物学名和药名中。例如：Woodwardia（狗脊蕨属），Warfarinum（华法林——药名）。

　　5.字母Y见于外来语，主要是来源于希腊语的单词中。例如：hypertonia（高血压），Hydrocotyle（天胡荽属）。

四、拉丁语字母的分类和发音

拉丁语字母按发音时是否受到舌、齿、唇等发音器官的阻碍而分成元音字母和辅音字母。

（一）元音字母及其发音

发音时气流不受发音器官阻碍的字母为元音字母，元音字母分为单元音字母和双元音字母。

1. 单元音字母及其发音

单元音字母有6个，如表1-2所示。

表1-2　元音字母

单元音字母	a	e	i	o	u	y
发音	[a:]	[e]	[i:]	[ɔ:]	[u:]	[i]

发音要领：读任何元音时（个别双元音除外），总的要领是口型、舌位都要保持固定不变。

　　a [a:]：口大开，舌自然平放，舌尖略近下齿龈，气流振动声带。

　　e [e]：口的开合度较a小，唇呈扁圆形，舌尖抵下齿，舌前部略抬起，上下齿间可容一食指，气流振动声带。

　　i [i:]、y [i]：单元音字母i和y的发音相同，口开合度较a小，两唇角向外略伸展，呈扁平形，上下齿近乎合拢，舌面鼓起，气流由上下齿间冲出，振动声带。

　　o [ɔ:]：口开合度较a小，双唇收拢前伸，呈圆形，舌位较a低，气流振动声带。

　　u [u:]：口开合度较o小，双唇进一步收拢前伸，呈小圆口形，舌向后移，振动声带。

2. 双元音字母及其发音

双元音是由两个单元音字母组合在一起构成。双元音字母有4个，如表1-3所示。

表1-3　双元音字母

双元音字母	ae	oe	au	eu
发音	[e:]	[e:]	[au]	[eu]

发音要领：

ae [e:]：发音同单元音字母e，但发音时长比单元音多一倍。

oe [e:]：发音同单元音字母e，但发音时长比单元音多一倍。

au [au]：au是a和u两个音素的快速连读。发音时由a快速滑向u，中间不要停顿。a要读得重而长些，u读得短而弱些。

eu [eu]：eu是e和u两个音素的快速连接。同au的读音方法一样，e要读得重而长些，u读得轻而短些。

（二）辅音字母及其发音

发音时，气流受到发音器官某种阻碍的字母为辅音字母。辅音字母分为单辅音字母和双辅音字母。

1. 单辅音字母及其发音

单辅音字母有20个，见表1–4：

表1–4　单辅音字母

辅音字母	发音	辅音字母	发音
b	[b]	n	[n]
c	[k] [tʃ]	p	[p]
d	[d]	q	[k]
f	[f]	r	[r]（舌尖振颤）
g	[g] [dʒ]	s	[s]
h	[h]	t	[t]
j	[j]	v	[v]
k	[k]	w	[w]
l	[l]	x	[ks]
m	[m]	z	[z]

单辅音字母的发音要领：

b [b]：双唇闭合，然后突然分开，气流冲出口腔，形成爆破音，同时振动声带。

c [k]，[tʃ]：字母c发两个音，一个读[k]，发音要领同k；另一个读[tʃ]，发音时舌前部抬起，平贴于腭上，形成阻碍，然后突然下降，气流冲开舌前部和上腭的阻碍，破擦成音，不振动声带。

d [d]：舌尖紧贴上齿龈，形成阻碍，然后突然下降，气流冲开舌尖与齿龈的阻碍，形成爆破音，同时振动声带。

f [f]：下唇轻接上齿，气流从唇间的缝隙中通过，引起摩擦成音，不振动声带。

g [g]，[dʒ]：字母g也发两个音，一个读[g]，发音要领同[k]，但振动声带；另一个读[dʒ]，发音要领同[tʃ]，但振动声带。

h [h]：在单词里一般不发音。有时也读[h]。读[h]时双唇略开，舌自然平放，声门敞开，气流从声门轻轻摩擦泄出，不振动声带。

j [j]：发音要领与元音i同，舌前部尽量靠近上腭，但并不贴住，双唇扁平，发音短促，音一发出就滑向后面的元音，振动声带。

k [k]：舌后部隆起，紧贴软腭，形成阻碍，然后突然分开，气流从舌根与腭间冲出，不振动声带。

l [l]：舌尖抵上齿龈，舌前向硬腭抬起，双唇略开并稍向前伸，气流从舌的两侧泄出，振动声带。

m [m]：双唇闭拢，软腭下垂，气流由鼻腔泄出，振动声带。

n [n]：双唇微开，舌尖紧贴上齿龈，形成阻碍，气流由鼻腔泄出，振动声带。

p [p]：发音要领与b同，但不振动声带。

q [k]：发音为[k]，在单词中常与u结合构成辅音组qu，发音为[kw]。

r [r]：舌尖稍向上卷，略近上腭，双唇略开，气流冲击舌尖使之颤动，振动声带。注意拉丁语r的发音，要求舌尖必须颤动。汉语无此音素，发音常感困难。国际音标[r]为之注音，并不确切。

s [s]：舌端靠近齿龈，但不要贴住，双唇微开，气流由舌端齿龈之间泄出，摩擦成音，不振动声带。

t [t]：发音要领与d同，但不振动声带。

v [v]：发音要领与f同，但要振动声带。

w [w]：舌后部向软腭抬起，双唇收的很小很圆，并向前突出，犹如元音u的发音，振动声带。

z [z]：发音要领与s同，但要声带振动。

x [ks]：为k与s的连续发音，发音时将[k] [s]两个音素顺序紧密连续读出，不振动声带。

2. 双辅音字母及其发音

双辅音是两个单辅音字母结合在一起构成，发一个音，双辅音共有4个，见表1-5。

表1-5 双辅音字母

双辅音字母	ch	ph	rh	th
发音	[k]	[f]	[r]	[t]

双辅音字母的发音要领：

ch[k]：发音同单辅音字母k。

ph[f]：发音同单辅音字母f。

rh[r]：发音同单辅音字母r。

th [t]：发音同单辅音字母t。

这四个双辅音字母，大多见于来源于希腊语的单词中。例如：morphinum（吗啡），Rhizoma（根茎）。

3. 浊辅音字母与清辅音字母

单辅音字母按发音时声带是否振动而分成浊辅音字母与清辅音字母。

发音时声带振动的为浊辅音字母，如b、d、g等。

发音时声带不振动的为清辅音字母，如p、t、c等。

现将浊辅音字母与清辅音字母分列于表1-6（其中浊辅音字母b、d、g、v、z都有相对的清辅音字母）。

表1-6 浊辅音字母与清辅音字母

浊辅音字母	清辅音字母	浊辅音字母	清辅音字母
b	p	j	h
d	t	l	x
g	c	m	
	k	n	
	q	r	
v	f	w	
z	s		

五、拼音

一个单词由若干字母组成，每个字母有固定的发音。要正确读出该单词，就必须掌握拉丁语的拼音规则和方法。

（一）拼音规则

1. "辅音字母+元音字母"拼音时，读成一个音。例如：da读成[da:]，si读成[si:]。
2. "元音字母+辅音字母"，不能拼读成一个音，而是两个字母单独发音的连读。例如：ad读成[a:d]，ut读成[u:t]。

（二）拼音方法

1. 先找出单词中的元音字母，然后将该元音和它前面的一个辅音字母拼读成一个音。
2. 如元音字母前有几个辅音字母，拼音时，元音只和靠近的一个辅音字母拼读成一个音，其余的辅音字母应单独发音。
3. 拼音时，辅音字母的发音应轻而短，元音字母的发音应重而长。

以上拼音规则可以概括为"辅前元后读拼音，元前辅后读发音"。

复习思考题

1. 填空题

（1）拉丁语字母有_____个，每个字母有_____和_____两种读法，单独读字母时读_____；在拼读单词时，读_____。

（2）拉丁语字母按发音时是否受到舌、齿、唇等发音器官的阻碍而分成_____字母和_____字母。

（3）发音时气流不受发音器官阻碍的字母为_____字母，_____字母分为_____字母和_____字母。

（4）发音时，气流受到发音器官某种阻碍的字母为_____字母。辅音字母分为_____字母和_____字母。

（5）单辅音字母按发音时声带是否振动而分成_____字母与_____字母。发音时声带振动的为_____字母，如b、d、g等。发音时声带不振动的为_____字母，如p、t、c等。

2. 判断题

（1）字母b的名称音是[b]

（2）字母c的名称音是[c]

（3）字母d的名称音是[d]

（4）字母j的名称音是[j]

（5）字母w的名称音是[w]

（6）字母p的发音是[pe]

（7）字母q的发音是[ku:]

（8）字母t的发音是[te]

（9）ae和oe发音同单元音字母e

（10）ch发音同单辅音字母k

3. 选择题

（1）字母b的名称音是

    A. [b]   B. [be]   C. [bi]   D. [bo]   E. [bu]

（2）字母 c 的名称音是

　　A. [c]　　　　　B. [tʃ]　　　　　C. [tʃe]　　　　　D. [k]　　　　　E. [ke]

（3）字母 g 的名称音是

　　A. [g]　　　　　B. [dʒ]　　　　　C. [dʒe]　　　　　D. [ge]　　　　　E. [gi]

（4）字母 k 的名称音是

　　A. [k]　　　　　B. [g]　　　　　C. [ke]　　　　　D. [ka:]　　　　　E. [ki]

（5）字母 x 的名称音是

　　A. [k]　　　　　B. [ks]　　　　　C. [eks]　　　　　D. [aks]　　　　　E. [i:ks]

（6）字母 w 的发音是

　　A. [w]　　　　　B. [u]　　　　　C. [o]　　　　　D. [wo]　　　　　E. [dù:plekésve]

（7）字母 y 的发音是

　　A. [y]　　　　　B. [yi]　　　　　C. [i]　　　　　D. [ì:psi:lɔ:n]　　　　　E. [ì:ksi:lɔ:n]

（8）字母 z 的发音是

　　A. [c]　　　　　B. [z]　　　　　C. [zi]　　　　　D. [zhi]　　　　　E. [zèta:]

（9）双元音 au 的发音是

　　A. [au]　　　　　B. [eu]　　　　　C. [ou]　　　　　D. [ao]　　　　　E. [a:u]

（10）双辅音 th 的发音是

　　A. [h]　　　　　B. [tʃ]　　　　　C. [ʃ]　　　　　D. [t]　　　　　E. [zhi]

4. 名词解释

（1）元音字母

（2）辅音字母

（3）浊辅音字母

（4）清辅音字母

5. 简答题

（1）拉丁语的元音字母有哪些?

（2）拉丁语的辅音字母有哪些?

（3）拉丁语单词的拼音规则是什么?

（4）拉丁语单词的拼音方法是什么?

第二节　某些字母和字母组合的发音说明

一、发破塞（爆破）音的清辅音字母同元音字母拼读

破塞音是指有些辅音字母发音时，气流因发音器官的接触而先被阻塞（如发字母 P 的音时，气流因双唇的闭合而先被阻塞），然后气流冲破阻塞而出，以这类方式发出的音称为破塞（爆破）音。拉丁语辅音字母中发破塞（爆破）音的有清辅音字母 p、t、th、c（指 [k] 这一发音）、k、ch。

发破塞（爆破）音的 6 个清辅音字母同元音字母拼读时不送气（不吐气）。例如：pa 读如汉语普通话中的"巴"，而不读成"趴"。ti、thi 读如汉语普通话中的"低"，而不读成"梯"。

[**说明**] q也属发破塞音的清辅音字母。

二、字母 c 的两种发音

一般读[k]，但在元音字母e、i、y、ae、oe、eu前读[ts]或[tʃ]。例如：

cacao 可可豆   cortex 皮

cepa 葱   cancer 癌

三、字母 g 的两种发音

一般读[g]，但在元音字母e、i、y、ae、oe、eu前读[dʒ]。例如：

glycyrrhiza 甘草   Polygala 远志属

gemma 芽   ginkgo 银杏

四、字母 s 的读音规则

辅音s一般读[s]音，但s在两个元音字母之间，或在元音和辅音字母m、n之间，可读成[z]，也可以读成[s]。例如：

resina 树脂   insulinum 胰岛素

glucosum 葡萄糖   sinensis 中国的

五、字母组合 ti 的读音规则

一般情况下，拼读成[ti:]（注意不吐气）。但当ti后连有元音字母时，则ti读成[tsi:]，但在ti前有辅音字母s或x，即使ti后跟有元音字母时，仍读[ti:]。例如：

tinctura 酊剂   stigma 花柱

lotio 洗剂   crystallisatio 结晶

六、辅音组 gn 的读音规则

字母g和n组合，后接元音字母构成的辅音组，读音为[nje]或[nj]。例如：

magnolia 木兰属   lignum 心材

signa 标记   magnesium 镁

七、辅音组 gu 的读音规则

字母g和u组合，后接元音字母构成的辅音组（u在这里不作为元音字母），读音为[gw]，然后再和后面的元音拼读。例如：

lingua 语言、舌   pinguis 肥的

sanguis 血液   sanguisorba 地榆

八、辅音组 qu 的读音规则

q也属发破塞（爆破）音的清辅音字母，也从不单独作为一个辅音字母在单词中出现，而是同u结合成一个辅音组，注意u在这里不作为元音字母。辅音组qu的读音为[kw]（不吐气）。例如：

aqua　水

quater　4次

liquor　溶液

squama　鳞、甲

九、辅音组 sc 的读音规则

sc 一般是两个辅音字母，分别读其发音 [s] 和 [k]。但 sc 在元音字母 e、i、y、ae、oe 或 eu 之前构成辅音组，读音为 [ʃ]。例如：

scorpio　全蝎

misce　混合

scrophularia　玄参属

pubescens　有柔毛的

十、字母 h 的读音规则

字母 h 后跟有元音字母时，通常不发音。字母 h 后跟有辅音字母时，发音为 [h]。例如：

herba　草（读成 [erba]）

glehnia　珊瑚菜属

alcohol　乙醇（读成 [a:lkɔ:ɔ:l]）

rehmannia　地黄属

十一、字母 αë 和 oë 的读音规则

ae 和 oe 都为双元音字母，但如果在字母 e 上标有分音符号 "··"，则表示不是双元音字母，而是两个单元音字母。例如：

aër　空气

benzoë　安息香

十二、字母 eu 的读音规则

eu 如在词尾，其中 e 属词干部分，u 属词尾部分，不应看作双元音，而是两个单元音，应分别读出各自原来的音，即 [e] 和 [u] 音。例如：

o-le-um　油剂

rhe-um　大黄

十三、读音练习

1. 单元音和单辅音

ab	eb	ib	ob	ub
ac	ec	ic	oc	uc
ag	eg	ig	og	ug
al	el	il	ol	ul
am	em	im	om	um
an	en	in	on	un
ap	ep	ip	op	up
ar	er	ir	or	ur
as	es	is	os	us
at	et	it	ot	ut
ax	ex	ix	ox	ux

2. 单辅音和单元音

ba	be	bi	bo	bu
ca	ce	ci	co	cu

da	de	di	do	du
fa	fe	fi	fo	fu
ga	ge	gi	go	gu
ha	he	hi	ho	hu
ja	je	—	jo	ju
ka	ke	ki	ko	ku
la	le	li	lo	lu
ma	me	mi	mo	mu
na	ne	ni	no	nu
pa	pe	pi	po	pu
qua	que	qui	quo	quu
ra	re	ri	ro	ru
sa	se	si	so	su
ta	te	ti	to	tu
va	ve	vi	vo	vu
wa	we	wi	wo	—
xa	xe	xi	xo	xu
za	ze	zi	zo	zu

3. 单辅音和双元音

bae	boe	bau	beu
pae	poe	pau	peu
dae	doe	dau	deu
tae	toe	tau	teu
gae	goe	gau	geu
cae	coe	cau	ceu
lae	loe	lau	leu
rae	roe	rau	reu

4. 双辅音和单元音以及双辅音和双元音

cha	che	chi	cho	chu	chae	choe	chau	cheu
pha	phe	phi	pho	phu	phae	phoe	phau	pheu
rha	rhe	rhi	rho	rhu	rhae	rhoe	rhau	rheu
tha	the	thi	tho	thu	thae	thoe	thau	theu

5. 两个单辅音和一个单元音

bla	ble	bli	blo	blu	bra	bre	bri	bro	bru
cla	cle	cli	clo	clu	cra	cre	cri	cro	cru
dla	dle	dli	dlo	dlu	dra	dre	dri	dro	dru
gla	gle	gli	glo	glu	gra	gre	gri	gro	gru
pla	ple	pli	plo	plu	pra	pre	pri	pro	pru
tla	tle	tli	tlo	tlu	tra	tre	tri	tro	tru

6. 三个辅音和一个元音（第一个和第二个辅音单独读音，第二个辅音与元音拼读）

stra	stre	stri	stro	stru
scra	scre	scri	scro	scru

7. 一个双辅音、一个单辅音和一个单元音（双辅音单独读音，单辅音与元音拼读）

chla	chle	chli	chlo	chlu
chra	chre	chri	chro	chru
thla	thle	thli	thlo	thlu
thra	thre	thri	thro	thru

8. 某些字母或字母组合

ce	ci	cy	cae	coe	ceu
ge	gi	gy	gae	goe	geu
qua	que	qui	quo	quu	
gna	gne	gni	gno	gnu	
sca	sce	sci	sco	scu	
tia	tie	tii	tio	tiu	
stia	stie	stii	stio	stiu	

复习思考题

1. 填空题

（1）字母 c 一般读 [k]，但在元音字母 e、i、y、ae、oe、eu 前读_____。

（2）字母 g 一般读 [g]，但在元音字母 e、i、y、ae、oe、eu 前读_____。

（3）字母 s 在一般情况下读 [s] 音，但 s 如果在两个元音字母之间，或在元音和一个辅音字母 m 或 n 之间，可读成_____。

（4）字母组合 ti，一般情况下，拼读成 [ti:]（注意不吐气）。但当 ti 后还有元音字母时，则 ti 读成_____，但在 ti 前有辅音字母 s 或 x，即使 ti 后跟有元音字母时，ti 仍读成_____。

（5）sc 一般是两个辅音字母，分别读其发音_____和_____。但 sc 在元音字母 e、i、y、ae、oe 或 eu 之前为一个辅音组，读音为_____。

2. 选择题

（1）gn 在单词中为一个辅音组，读音为

A. [g]　　　　B. [gn]　　　　C. [nj]　　　　D. [n]　　　　E. [ge]

（2）gu 在 n 与元音字母之间为一个辅音组，读音为

A. [g]　　　　B. [u]　　　　C. [gu]　　　　D. [gw]　　　　E. [dʒ]

（3）辅音组 qu 的读音为

A. [qu]　　　　B. [kw]　　　　C. [q]　　　　D. [u]　　　　E. [gu]

（4）在拉丁语单词 aër 中，aë 的读音为

A. [e]　　　　B. [e:]　　　　C. [ae]　　　　D. [a:] 和 [e]　　　　E. [a]

（5）在拉丁语单词 rheum 中，eu 的读音为

A. [e]　　　　B. [u]　　　　C. [eu]　　　　D. [e] 和 [u]　　　　E. [e:]

第三节 音节的划分与单词重音

一、音节

（一）音节的概念

音节是单词的读音单位，也是单词的书写单位。

元音是构成音节的基本要素，一个单词内有几个元音字母就有几个音节。因此，根据所含音节的多少，单词有如下分类。

1. 单音节词

即含一个音节的词。例如：

et 和	flos 花

2. 双音节词

即含有两个音节的词。例如：

radix	ra-dix	根
Mentha	Men-tha	薄荷属

3. 多音节词

即含有三个或三个以上音节的词。例如：

tabella	ta-bel-la	片剂
belladonna	bel-la-don-na	颠茄

（二）划分音节的原则

1. 音节的划分是对双音节词和多音节词来说的，单音节词无需、也不可能划分音节。

2. 双音节词和多音节词在划分音节时，以元音字母为主体，按元音来划分音节，一般有几个元音字母，便划分几个音节。

3. 两个元音字母之间如果有辅音字母时，则按下列规则划分。

（1）两个元音字母之间有一个辅音字母（或辅音组）时，该辅音字母（或辅音组）和后面元音字母划分为一个音节，即"一归后"。例如：

pilula	pi-lu-la	丸剂
semen	se-men	种子

（2）两个元音字母之间有两个或两个以上辅音字母（或辅音组）时，最后一个辅音字母（或辅音组）和后面的一个元音字母划为一个音节，其余的辅音字母和前面的元音字母划为一个音节，即"两分手，末归尾"。例如：

belladonna	bel-la-don-na	颠茄
tinctura	tinc-tu-ra	酊剂

（三）划分音节时要注意以下几点

1. 双元音字母作为一个元音字母，双辅音字母作为一个辅音字母，划分音节时都不能分开。例如：

Paeonia	Pae-o-ni-a	芍药属
Eucommia	Eu-com-mi-a	杜仲属
Mentha	Men-tha	薄荷属
Glycyrrhiza	Gly-cyr-rhi-za	甘草属

2. 辅音组 gn、gu、qu、sc（在元音 e、i、y、ae、oe 或 eu 之前）在划分音节时不能分开。例如：

quininum	qui-ni-num	奎宁
unguentum	un-guen-tum	软膏
Magnolia	Ma-gno-li-a	木兰属
piscis	pi-scis	鱼

3. 辅音 b、p、d、t、c、g、f 及双辅音 ch、ph、th 后面连有辅音 l 和 r 构成辅音连缀，划分音节时不能分开。例如：

extractum	ex-trac-tum	浸膏
ephedra	e-phe-dra	麻黄属
reflexus	re-fle-xus	反射的

4. ps、sp、st 在划分音节时，也不能分开。例如：

pepsinum	pe-psi-num	胃蛋白酶
aspirinum	a-spi-ri-num	阿司匹林
Astragalus	A-stra-ga-lus	黄芪属

二、音量与重音

（一）音量的概念

音量是指一个元音或一个音节在单词中读音时间的长短或快慢；根据元音音量的长短分为长元音和短元音。一般长元音的音量相当于短元音音量的一倍。音量有确定单词重音的作用。由于多音节单词的重音是由倒数第二音节元音的长短所决定，因此，词典和教科书中凡多音节词都会标有长元音符号"‒"或短元音符号"˘"，其位置在倒数第二音节的元音上方，以此确定重音位置。

（二）重音的概念

在双音节词和多音节词中，其中有一个音节的读音应长而重些，这个音节就是重音所在或称它为重读音节。常以重音符号"▼"标记在重读音节中的元音字母上方。例如：

　Mentha 薄荷属　　　　　　　　　　　　　　tabella 片，片剂

（三）重音规则

拉丁语词的重音，不在倒数第二音节上；就在倒数第三音节上。而决不会在最后一个音节上，也不会在倒数第四、第五等音节上。

1. 双音节词的重音一定在倒数第二音节（词首音节）上。例如：
　rosa 玫瑰　　　　　　　　　　　　　　Mentha 薄荷属
由于双音节词的重音总是位于词首音节上，所以凡属双音节词均无需标注重音符号，这里标

注了重音符号，只是为了说明这条规则。

2.多音节词的重音，根据倒数第二音节元音字母音量的长、短来确定。长音符号为"–"，短音符号为"ˇ"。如果倒数第二音节元音为长音，重音就在这个音节上；如果倒数第二音节元音为短音，重音就一定在倒数第三音节上。例如：

belladonna 颠茄　　　　　　　　　Lycopodium 石松属

extractum 浸膏　　　　　　　　　Gastrodia 天麻属、天麻

Magnolia 木兰属

为此，我们必须学习并掌握确定倒数第二音节元音字母音量的长、短规则，并以此作为判定重音的依据。

（四）元音的音量规律

拉丁语多音节词重音的位置与其倒数第二音节元音的音量有密切关系。要想掌握单词重音的位置，就必须学会分析该音节元音音量的长短。

1.倒数第二音节的元音如为双元音字母，这个元音为长音。例如：

Arisaema 天南星属、天南星　　　　Eriocaulon 谷精草属

Bupleurum 柴胡属　　　　　　　　pharmacopoea 药典

2.倒数第二音节的元音字母是单元音字母，则根据下列规则确定其音量的长短。

（1）长元音规律

① 在两个辅音字母（不包括 bl、br、pl、pr、dl、dr、tl、tr、cl、cr）之前的单元音字母为长音。例如：

tabēlla 片剂　　　　　　　　　　extrāctum 浸膏

gargarīsma 含漱液　　　　　　　belladōnna 颠茄

②在 x 和 z 前或鼻辅音 m、n 前的单元音字母为长音。例如：

Gentiāna 龙胆属　　　　　　　　Cephalotāxus 三尖杉属

rhizōma 根茎　　　　　　　　　Glycyrrhīza 甘草属

③以 –inum 结尾表示生物碱、抗生素或化学药物的名词，倒数第二音节的元音 i 为长音。例如：

ephedrīnum 麻黄碱　　　　　　　colchicīnum 秋水仙碱

kanamycīnum 卡那霉素　　　　　analgīnum 安乃近

adrenalīnum 肾上腺素　　　　　vitamīnum 维生素

④以 –olum 结尾的表示醇、酚、抗生素或化学药物的名词，以及以 –onum 结尾的表示酮或化学药物的名词，倒数第二音节的元音字母 o 为长音。例如：

mannitōlum 甘露醇　　　　　　　sulfathiazōlum 磺胺噻唑

agrimophōlum 鹤草酚　　　　　　acetōnum 丙酮

chloramphenicōlum 氯霉素　　　　somedōnum 索密痛

⑤以 –alis、–ale，–atus、–ata、–atum，–ivus、–iva、–ivum，–osus、–osa、–osum，–urus、–ura、–urum 结尾的单词，倒数第二音节的元音字母 a、i、o、u 为长音。例如：

Digitālis 毛地黄属　　　　　　　glucōsum 葡萄糖

satīvus 栽培的　　　　　　　　　mistūra 合剂

注意：purpŭra（紫色，紫癜），ŭ 例外为短音。

（2）短元音规律

①在元音字母之前及辅音字母h之前的单元音字母为短音。

injectĭo 注射液　　　　　　　　　　　gastrodĭa 天麻属、天麻

opĭum 鸦片　　　　　　　　　　　　　alcŏhol 乙醇

②在双辅音字母之前或之后及辅音组合qu之前的单元音字母为短音。例如：

bismŭthum 铋　　　　　　　　　　　　stomăchus 胃

Agastăche 藿香属　　　　　　　　　　relĭquus 剩下的

catĕchu 儿茶

③在bl、br、pl、pr、dl、dr、tl、tr、cl、cr之前的元音字母一般为短音。例如：

Ephĕdra 麻黄属　　　　　　　　　　　Verătrum 藜芦属

cerĕbrum 大脑　　　　　　　　　　　　quadrŭplex 四倍的

④以 –icus、–ica、–icum结尾的表示"~酸的"的形容词，倒数第二音节的元音字母i为短音。例如：

borĭcus 硼酸的　　　　　　　　　　　　Angelĭca 当归属

⑤以 –idus、–ida、–idum，–olus、–ola、–olum，–ulus、–ula、–ulum，–itus、–ita、–itum，–ilis、–ile结尾的形容词或名词，倒数第二音节的元音字母i、o、u为短音。例如：

chlorĭdum 氯化物　　　　　　　　　　foliŏlum 小叶

liquĭdus 液状的　　　　　　　　　　　ramŭlus 小枝

alveŏlus 小泡，小槽　　　　　　　　　compositus 复方的

三、拉丁语单词的移行

在书写拉丁语时，一个单词在一行末尾不能写完而需要移至下行续写，这就是拉丁语单词的移行。音节是移行的单位。一个单词需分开移行时，上行之末应当是一个音节的结束，下行之始应当是另一个音节的开始。划分音节时，不能分开的字母，移行时也不能分开。移行时，必须在原行后划一连接符号"–"。移行示例：

Ophiopo–	offici–	heterophyl–
gon	nails	lus
lacti–	Bupleu–	Sangui–
flora	rum	sorba

复习思考题

1.简答题

（1）两个元音字母之间的辅音字母，如何划分音节？

（2）划分音节时的注意事项有哪些？

（3）元音的音量规律有哪些？

（4）拉丁语单词如何移行？

2.划分下列单词的音节，标注重音。

acidum	酸	cortex	树皮
fructus	果实	lignum	心材
caulis	茎	radix	根

Schisandra	五味子属	Phellodendron	黄柏属
Atractylodes	苍术属	catechu	儿茶
mistura	合剂	extractum	浸膏
unguentum	软膏	opium	阿片
phosphoricus	磷酸的	hydrochloridum	氢氯化物
ephedrinum	麻黄碱	cutaneus	皮的
Gastrodia	天麻属	Ginkgo	银杏属
haemostaticus	止血的	inflammatus	发炎的
chloramphenicolum	氯霉素	erythromycinum	红霉素
streptomycinum	链霉素	chlorpromazinum	氯丙嗪

3. 判断下列移行是否正确，对的打"√"，错的打"×"。

1.auricu－latum（耳状的）　6.alkele－ngi（人名）　11.tabula－eformis（台状的）　16.sessilif－lora（无柄花的）

2.chinen－sis（中国的）　7.decur－sium（下延的）　12.tangu－tica（唐古特的）　17.hetero－phylla（异形叶的）

3.offici－nale（药用的）　8.palma－tum（掌状的）　13.miltior－rhiza（赭红色根的）　18.Sangui－sorba（地榆属）

4.Achyra－nthus（牛膝属）　9.subpros－trata（近平贴的）　14.rhynch－ophylla（尖叶的）　19.Damnac－anthus（虎刺属）

5.Androgr－aphis（穿心莲属）　10.Crata－egus（山楂属）　15.Magno－lia（木兰属）　20.suffru－ticosa（亚灌木）

第四节　常用中药拉丁语单词的读音

《中国药典》（2020年版）中对中药的记载，除中文名外，还有中药材的拉丁名及基原植物、动物、矿物的拉丁学名。正确读出中药材拉丁名及植物、动物等拉丁学名，需要注意单词中音节的读音和重音，以及词组的语调。注意一些特殊字母、组合的发音及标有分音符号"‥"的双元音要分读的发音规则。

一、常用中药材拉丁名的读音

（一）中药材拉丁名一般组成

中药材的拉丁名由药用动植物属名或学名（名词单数属格）加药用部位（名词单数主格）组成，拼读时注意音节和重音。

Paeoniae Radix Alba　白芍　　　　Foeniculi Fructus　小茴香

Lonicerae Japonicae Caulis　忍冬藤　　Eucommiae Cortex　杜仲

Glycyrrhizae Radix et Rhizoma　甘草　　Ephedrae Herba　麻黄

Rhei Radix et Rhizoma　大黄　　　　Isatidis Radix　板蓝根

Magnoliae Officinalis Cortex　厚朴　　Cervi Cornu Pantotrichum　鹿茸

（二）中药材拉丁名的特殊组成

少数中药材拉丁名不标明药用部位，仅以属名、种加词、习用拉丁原名来作为中药材拉丁名，拼读时注意音节、重音及分音符的分读。

Aloë　芦荟	Poria　茯苓
Moschus　麝香	Cordyceps　冬虫夏草
Catechu　儿茶	Scorpio　全蝎

二、常用植物及动物拉丁学名的读音

植物或动物拉丁学名的命名依据林奈的"双名法"，由植物或动物的属名（名词单数主格）和种加词（名词单数属格、名词单数主格、形容词）组成，拼读时注意每个单词的音节和重音。

Angelica sinensis（Oliv.）Diels.　当归	*Morus alba* L.　桑
Carthamus tinctorius L.　红花	*Panax ginseng* C. A. Mey.　人参
Coptis chinensis Franch.　黄连	*Paeonia lactiflora* Pall.　芍药
Ginkgo biloba L.　银杏	*Rheum palmatum* L.　掌叶大黄
Isatis indigotica Fort.　菘蓝	*Buthus martensii* Karsch　东亚钳蝎
Magnolia officinalis Rehd. et Wils.　厚朴	*Cervus nippon* Temminch　梅花鹿

三、其他常用拉丁语单词的读音

（一）常用药用部位名词

主要用于中药材拉丁名，拼读时注意音节和重音。

caulis, is, m. 茎（包括藤茎）	flos, oris, m. 花
herba, ae, f. 草，全草	rhizoma, atis, n. 根茎，地下茎
cortex, m. 皮；树皮	fructus, i, m. 果实
radix, icis, f. 根	semen, inis, n. 仁，种子

（二）常用药剂剂型名词

主要用于药剂拉丁名中，拼读时注意音节和重音。

aqua, ae, f. 水剂	pulvis, eris, m. 散剂
pilula, ae, f. 丸剂	mistura, ae, f. 合剂
capsula, ae, f. 胶囊剂	tabellae, ae, f. 片剂

复习思考题

1. 朗读下列中药材或植物、动物拉丁名

Angelicae Sinensis Radix	Lonicerae Japonicae Flos
Carthami Flos	Isatidis Foliun
Coptidis Rhizoma	Magnoliae Officinalis Cortex
Ginkgo Folium	Mori Fructus
Ginkgo Semen	Cornu Cervi
Ginseng Radix	Gecko
Angelica dahurica（Fisch. ex Hoffm.）Benth. et Hook. f.	
Codonopsis pilosula（Franch.）Nannf.	

Coptis deltoidea C. Y. Cheng et Hsiao

Eucommia ulmoides Oliv.

Isatis indigotica Fort.

Magnolia officinalis Rehd. et Wils. var. *biloba* Rehd. et Wils.

Morus alba L.

Panax notoginseng（Burk.）F. H. Chen

Rheum officinalis Baill.

Salvia miltiorrhiza Bge.

Cervus elaphus Linnaeus

Gekko gekko Linnaeus

2. 朗读下列药用部位或药用剂型拉丁名

bulbus, i, m.

caulis, is, m.

ramulus, i, m.

extractum, i, n.

granula, ae, f.

herba, ae, f.

pollen, icis, n.

folium, i, n.

rhizoma, atis, n.

capsula, ae, f.

decoctum, i, n.

semen, inis, n.

gutta, ae, f.

syrupus, i, m.

tinctura, ae, f.

unguentum, i, n.

第二章
拉丁语语法

扫一扫，查阅本章数字资源，含PPT、音视频、图片等

第一节　词汇分类与名词概论

一、拉丁语词汇分类

词是能够独立运用的最小的语言单位；词汇是一种语言里所有词的总称，又称品词。

（一）根据意义和特征分类

1. 名词（substantivum，缩写为 s. 或 subst.）
　　例如：mentha 薄荷　　　　　　　　　　　tabella 片剂
2. 形容词（adjectivum，缩写为 a. 或 adj.）
　　例如：dulcis 甜的　　　　　　　　　　　compositus 复方的
3. 动词（verbum，缩写为 v.）
　　例如：curare 治疗　　　　　　　　　　　dormire 睡觉
4. 数词（numerale，缩写为 num.）
　　例如：unus 一　　　　　　　　　　　　　primus 第一
5. 代词（pronomen，缩写为 pron.）
　　例如：ego 我　　　　　　　　　　　　　tu 你
6. 副词（adverbium，缩写为 adv.）
　　例如：cito 迅速地　　　　　　　　　　　ter 3次
7. 前置词（praepositio，缩写为 praep.）
　　例如：pro 为了　　　　　　　　　　　　ante 在……前
8. 连接词（conjunctio，缩写为 conj.）
　　例如：et 和　　　　　　　　　　　　　　seu 或
9. 感叹词（interjectio，缩写为 interj.）
　　例如：o! 啊！　　　　　　　　　　　　　heu! 唉！
10. 语气词（particulae，缩写为 part.）
　　例如：non 不　　　　　　　　　　　　　num 难道

前6类词汇可以单独做某种句子成分，称实词；后4类词汇不能独立成为句子成分，称虚词。也有把感叹词和语气词合称为感叹词的，则拉丁语词汇只有9类。

（二）根据其词形是否变化分类

1. 变化词类

在句中或词组中根据不同语法作用有词形的规律变化者，为变化词类，包括名词、形容词、动词、数词和代词5类，其中动词的变化称变位（conjugatio），其他变化词类的变化称变格（declinatio）。变化词类是由词干和词尾两部分组成的，表示词的基本意义的不变化部分叫做词干，表达词和词之间关系的可变化部分叫做词尾（表2-1），变位或变格都是通过词尾的变化来实现的。

表 2-1　变化词类的词干与词尾

例词	词干	词尾	译文
tabella（s.）	tabell–	–a	片剂
compositus（adj.）	composit–	–us	复方的
signare（v.）	signa–	–re	标记
tres（num.）	tr–	–es	三
meus（pron.）	me–	–us	我的

2. 不变化词类

使用时词形无变化，为不变化词类，包括副词、前置词、连接词、感叹词和语气词等5类。

在医药拉丁语中，名词、形容词常用；动词、副词、前置词和连接词较少使用；数词、代词和感叹词基本不使用。本章重点介绍拉丁语名词和形容词的特征及变格方法，简介动词、副词、前置词和连接词的语法和应用。

二、名词概述

（一）名词的概念

名词是表示人、事物、地点或抽象概念名称的一种变化词类。例如：

medicus 医生　　　　　planta 植物　　　　　terra 土地　　　　　veritas 真理

（二）名词的特征

拉丁语名词有三大特征，即性属的区别、数和格的变化。

1. 性属（genus）

拉丁语名词有3种性属类型，即阳性（genus masculinum，缩写为m.）、阴性（genus femininum，缩写为f.）和中性（genus neutrum，缩写为n.），一般一个名词只有一种固定的性属。具体名词固有性属的确定有2种方法，即自然性属法和语法性属法。

（1）自然性属法：是根据词义确认的人（或事物）的性别（或自然属性）决定名词性属的方法。自然性属法优先使用。

①阳性（m.）：男性、雄性动物、某国人、河流、山脉（以–a或–e结尾的例外）、风、月份等名词为阳性。例如：

vir 男人　　　　　　　　　　　gallus 雄鸡

auster 南风　　　　　　　　　　　　　Alpes 阿尔卑斯山

Danubius 多瑙河　　　　　　　　　　　october 十月

②阴性（f.）：女性、雌性动物、树名、岛名、大多数国名、城市名为阴性。例如：

uxor 妻子　　　　　　　　　　　　　gallina 母鸡

malus 苹果树　　　　　　　　　　　　Gallia 法国

Antillae 西印度群岛　　　　　　　　　Roma 罗马

③中性（n.）：不变格名词及表示物质、状态、概念等的名词为中性。例如：

cacao 可可豆　　　　　　　　　　　　ansu 杏

ginseng 人参　　　　　　　　　　　　gummi 树胶

④共性（nomen commune）：拉丁语中有少数名词可以是阳性名词，也可以是阴性名词，其性属应视其所指人或事物的自然属性来确定。例如：

infans（m. f.）婴儿　　　　　　　　college（m. f.）同志

civis（m. f.）公民　　　　　　　　　studens（m. f.）学生

（2）语法性属法：是根据名词原形的结尾来决定名词性属的方法。大多数名词运用语法性属法确定性属，原形以 –us 或 –er 结尾，多为阳性；以 –a 结尾，多为阴性；以 –um 或 –u 结尾，多为中性。原形结尾与性属的对应关系不明确或不固定时，要查阅词典确认其性属。例如：

syrupus（m.）糖浆　　　　　　　　　calcium（n.）钙

cancer（m.）癌　　　　　　　　　　caulis（m.）茎，藤

aqua（f.）水　　　　　　　　　　　semen（n.）种子

名词的语法性属比自然性属更为重要，因为大量无性别之分的物质、事物、地名等名词，需要用有别于自然属性的通用规律确定性属。

2. 数（numerus）

绝大多数名词均有单数和复数2种变化形式。

（1）单数（numerus singularis，缩写为 sing.）：表示一人、一事或一物。例如：

tabella 一片，片剂　　　　　　　　　medicus 一名医师

（2）复数（numerus pluralis，缩写为 plur.）：表示两个或两个以上的人或事物。例如：

tabellae 数片，片剂类　　　　　　　　medici 许多医师

此外，有些名词只有单数而无复数，如部分抽象名词、物质名词、专有名词，以及部分蔬菜、五谷、果实和表示方向的名词等。例如：

valetudo 健康　　　　　　　　　　　allium 蒜

ferrum 铁　　　　　　　　　　　　　orlens 东

有些名词，如集体名词只有复数而无单数。例如：

glasses 眼镜　　　　　　　　　　　　morbilli 麻疹

forfices 剪刀　　　　　　　　　　　　amaryllidaceae 石蒜科

在医药拉丁语中，按药品命名惯例，可数剂型名词除特指1粒（片、颗等）外，通常用复数，如 tabellae（片剂）、capsullae（胶囊）、pilulae（丸剂）、suppositoria（栓剂）；不可数的剂型名词均用单数形式，如 mistura（合剂）、syrupus（糖浆）、injectio（注射液）、unguentum（软膏）等；中药材中的动、植物的药用部位名均用单数，如 radix（根）、cortex（根皮，树皮）、flos（花）、fructus（果实）、herba（全草）、concha（贝壳）等。

3. 格（casus）

格是指一个词做特定句子成分时所使用的书写格式，是用来表示词与词之间关系的语法形式。拉丁语名词的格有主格、属格、与格、宾格、呼格和夺格6种形式，分别对应于不同的句子成分。医药拉丁语中常用主格、属格、宾格、夺格等4种。

（1）主格（nominativus，缩写为nom.）：表示"谁"或"什么"，一般在句子中作主语，置于句首；也可以作表语和某些不及物动词的补足语。名词的单数主格形式又称名词原形，是词典格式的主体，也是其他格变化的基础。例如：

Radix deest et flos unicus adest. 根缺，只有一朵花。

（2）属格（genetivus，缩写为gen.）：又称"所有格"，表示"谁的"或"什么的"，在句子中作定语，说明另一名词，表示所属关系。在一些动、植物学名中，有时用属格名词纪念某人或表示地名。例如：

Gastrodiae Rhizoma 天麻（药材名，药材天麻是植物天麻的根茎）

Rubus chingii **Hu** 掌叶覆盆子（chingii系纪念中国著名植物学家秦仁昌先生）

（3）宾格（accusativus，缩写为acc.）：又称"受格"，表示行为所及的直接承受客体，作直接宾语；或用在要求宾格的前置词后组成前置词短语。例如：

Recipe **syrupum**. 取糖浆。

ante **cibos** 饭前

（4）夺格（ablativus，缩写为abl.）：又称"离格"，表示工具、方法、范围（时间或空间）等，一般作状语；或用在要求夺格的前置词后组成前置词短语。例如：

Solve **syrupo**. 用糖浆溶解。

Solve medicamentum in **syrupo**. 把药物溶解在糖浆里。

（三）名词的变格法类型

不同名词变格时使用不同的变格词尾，称为名词的变格法。名词有5种变格法类型，分别为第一变格法名词、第二变格法名词、第三变格法名词、第四变格法名词和第五变格法名词，各有固定的变格词尾（表2-2）。

表2-2　5种变格法名词的单复数各格格尾

变格法		第一	第二		第三		第四		第五
性属		f.	m.	n.	m.f.	n.	m.	n.	f.
单数	主格	-a	-us，-er	-um	多种形式	多种形式	-us	-u	-es
	属格	-ae	-i		-is		-us		-ei
	宾格	-am	-um	同主格	-em（im）	同主格	-um	同主格	-em
	夺格	-a	-o	-o	-e（i）	-e（i）	-u	-u	-e
复数	主格	-ae	-i	-a	-es	-a（ia）	-us	-ua	-es
	属格	-arum	-orum	-orum	-um	-um（ium）	-uum	-uum	-erum
	宾格	-as	-os	同主格	-es	同主格	-us	同主格	-es
	夺格	-is	-is	-is	-ibus	-ibus（is）	-ibus	-ibus	-ebus

每一个名词只属于1种变格法类型，确定一个名词所属变格法类型的依据是名词的单数属格格尾（名词除单数主格外，其他各格词尾较稳定，亦可称格尾）（表2-3）。

表 2 –3　5 种变格法名词的单数属格格尾

变格法类型	第一	第二	第三	第四	第五
单数属格格尾	–ae	–i	–is	–us	–ei

（四）名词的词典格式

名词词典格式中有 4 项内容，依次为单数主格形式（原形）、单数属格词尾（含格尾，但不一定只含格尾，后同）、性属和译文。例如：

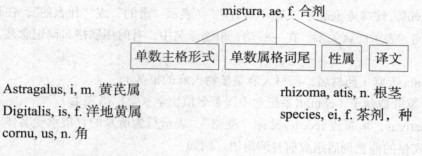

mistura, ae, f. 合剂

| 单数主格形式 | 单数属格词尾 | 性属 | 译文 |

Astragalus, i, m. 黄芪属　　　　　　　rhizoma, atis, n. 根茎

Digitalis, is, f. 洋地黄属　　　　　　　species, ei, f. 茶剂，种

cornu, us, n. 角

（五）名词的变格方法

拉丁语名词的变格通常遵循以下公式：

单、复数各格形式 = 词干 + 单、复数各格格尾

可见，完成名词变格需要以下 2 个步骤：

1. 确定名词的词干。名词词干的确定方法是由单数属格形式去掉单数属格格尾，即得词干（表2-4）。而要确定词干，首先需要获得名词单数属格形式。由名词的词典格式产生单数属格形式的方法有以下 3 种：

（1）若单数属格词尾以元音字母开始，将该名词原形的倒数第一个元音字母连同其后字母一并去掉，连接单数属格词尾，即得单数属格形式。

（2）若单数属格词尾以辅音字母开始，将该名词原形的倒数第一个与该辅音字母相同的字母连同其后字母一并去掉，连接单数属格词尾，即得单数属格形式。

（3）单音节词和部分双音节词，其词典格式中第二项即为其单数属格形式。

表 2–4　名词词干的产生

词典格式	原形中去掉	连接	单数属格形式	词干
mistura, ae, f. 合剂	–a	–ae	misturae	mistur–
syrupus, i, m. 糖浆	–us	–i	syrupi	syrup–
injectio, onis, f. 注射剂	–o	–onis	injectionis	injection–
cancer, cri, m. 癌	–cer	–cri	cancri	cancr–
part, partis, f. 部分	—	—	partis	part–
aër, aëris, m. 空气	—	—	aëris	aër–

2. 添加单、复数各格格尾。在词干的后面加上单、复数各格格尾（表2-2），即得该名词的单、复数各格形式。

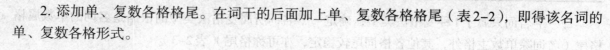

复习思考题

1. 单选题

（1）第一变格法名词单数属格格尾是

　　A. is　　　　　　B. ae　　　　　　C. i　　　　　　D. us　　　　　　E. es

（2）第二变格法名词单数属格格尾是

　　A. is　　　　　　B. ae　　　　　　C. i　　　　　　D. us　　　　　　E. um

（3）第三变格法名词单数属格格尾是

　　A. is　　　　　　B. es　　　　　　C. ei　　　　　　D. us　　　　　　E. ea

（4）拉丁名词可作定语的格是

　　A. 单数主格　　　B. 单数属格　　　C. 单数宾格　　　D. 复数夺格　　　E. 复数与格

（5）表示拉丁语名词性属的阴性、阳性、中性的缩写符号依次是

　　A. f., n., m.　　　B. m., n.,f.　　　C. f., m., n.　　　D. n., m., f.　　　E. m., f., n.

（6）下列属于不可数剂型的是

　　A. pillula　　　B. capsula　　　C. syrupus　　　D. suppositoria　　　E. tabella

（7）下列属于可数剂型的是

　　A. pillula　　　B. tinctura　　　C. syrupus　　　D. unguentum　　　E. mistura

（8）名词的词典格式里不包含下列哪一项？

　　A. 单词主格形式　　　　　B. 单词属格词尾　　　　　C. 名词的重音符号

　　D. 名词的性属　　　　　　E. 译文

2. 辨别下列名词属于第几变格法名词

　　（1）arteria, ae, f. 动脉　　　　　　（2）liquor, oris, m. 溶液

　　（3）acidum, i, n. 酸　　　　　　　（4）cornu, us, n. 角

　　（5）Paeonia, ae, f. 芍药属　　　　（6）caries, ei, f. 朽坏，龋齿

　　（7）radix, icis, f. 根　　　　　　　（8）cortex, icis, m. 皮，树皮

　　（9）arthritis, idis, f. 关节炎　　　（10）meridies, ei, m. 中午

　　（11）herba, ae, f. 全草　　　　　　（12）bulbus, i, m. 鳞茎

　　（13）rhizoma, atis, n. 根茎　　　　（14）Rheum, i, n. 大黄属

3. 写出下列名词的单数属格形式和词干

　　（1）Mentha, ae, f. 薄荷属　　　　　（2）kalium, i, n. 钾

　　（3）Isatis, idis, f. 菘蓝属　　　　　（4）scabies, ei, f. 疥疮

　　（5）syrupus, i, m. 糖浆　　　　　　（6）cancer, cri, m. 癌

　　（7）caulis, is, m. 茎；干　　　　　　（8）piscis, is, m. 鱼

　　（9）Albizia, ae, f. 合欢属　　　　　（10）miliaria, ae, f. 痱子

　　（11）vaccinum, i, n. 疫苗；菌苗　　（12）spiritus, us, m. 醑剂

　　（13）narcosis, is, f. 麻醉　　　　　（14）part, partis, f. 部分

　　（15）flos, oris, m. 花　　　　　　　（16）lotio, onis, f. 洗剂

　　（17）Quisqualis, is, f. 使君子属　　（18）millilitrum, i, n. 毫升

　　（19）Ziziphus, i, f. 枣属　　　　　　（20）Polygala, ae, f. 远志属

第二节　第一变格法名词及应用

一、第一变格法名词

（一）特征

1.单数属格格尾为 -ae；

2.单数主格词尾为 -a；

3.性属一般为阴性（ f.）。例如：

　　herba, ae, f. 草，药草　　　　　　　　　　　　mistura, ae, f. 合剂

（二）各格词尾

见表2-5。

表 2-5　第一变格法名词各格词尾

格 ＼ 数、性	sing. f.	plur. f.
nom.	-a	-ae
gen.	-ae	-arum
acc.	-am	-as
abl.	-a	-is

（三）变格示例

见表2-6，例如：

tabella, ae, f. 片剂，词干为 tabell-

表 2-6　tabella, ae, f.（片剂）的变格

格 ＼ 数、性	sing. f.	plur. f.
nom.	tabella	tabell-ae
gen.	tabell-ae	tabell-arum
acc.	tabell-am	tabell-as
abl.	tabell-a	tabell-is

（四）应用示例

1. 主格

Mistura Glycyrrhizae 甘草合剂

Tabellae Menthae 薄荷片

2. 属格

Prunellae Spica 夏枯草（药材名）

Recipe **Misturae** Glycyrrhizae 100 millilitra. 取甘草合剂 100mL。

3. 宾格

Da **Tincturam** Iodi. 给予碘酊。

Recipe **Tabellas** Glycyrrhizae. 取甘草片。

4. 夺格

Solve **aqua**. 请用水溶解。

Solve glucosum in **aqua**. 在水中溶解葡萄糖。

二、非同格定语及词组的应用

1. 概念

非同格定语又称非一致关系定语，是指以名词用属格形式作定语修饰另一名词，说明其所属关系、性质、特征等，置于被修饰名词之前（中药材名等）或之后（制剂药物名等），并与其共同组成非同格定语词组。例如：

Ephedrae Herba 麻黄（药材名）　　　　　Morphini Hydrochloridum 盐酸吗啡

Tabellae Glycyrrhizae 甘草片

2. 变格

非同格定语词组变格时，仅被修饰的名词由主格变为所需形式，而作为非同格定语的名词保持属格形式不变。例如：

Aqua Menthae 薄荷水

Recipe **Aquae Menthae** 100 millilitra. 取 100mL 薄荷水。

Adde **Aquam Menthae**. 加薄荷水。

Solve Glucosum in **Aqua Menthae**. 在薄荷水中溶解葡萄糖。

三、第一变格法名词常用词汇

（一）药用植物属名常用词汇

Agrimonia, ae, f. 龙牙草属

Akebia, ae, f. 木通属

Alpinia, ae, f. 山姜属

Angelica, ae, f. 当归属

Areca, ae, f. 槟榔属

Aristolochia, ae, f. 马兜铃属

Artemisia, ae, f. 蒿属

Atropa, ae, f. 颠茄属

Aucklandia, ae, f. 云木香属

Belamcanda, ae, f. 射干属

Brucea, ae, f. 鸦胆子属

Curcuma, ae, f. 姜黄属

Lonicera, ae, f. 忍冬属

Magnolia, ae, f. 木兰属

Mentha, ae, f. 薄荷属

Paeonia, ae, f. 芍药属

Perilla, ae, f. 紫苏属

Phytolacca, ae, f. 商陆属

Picrorhiza, ae, f. 胡黄连属

Pinellia, ae, f. 半夏属

Polygala, ae, f. 远志属

Prunella, ae, f. 夏枯草属

Pulsatilla, ae, f. 白头翁属

Rehmannia, ae, f. 地黄属

Cuscuta, ae, f. 菟丝子属

Datura, ae, f. 曼陀罗属

Dioscorea, ae, f. 薯蓣属

Drynaria, ae, f. 槲蕨属

Ephedra, ae, f. 麻黄属

Eucommia, ae, f. 杜仲属

Euphorbia, ae, f. 大戟属

Evodia, ae, f. 吴茱萸属

Forsythia, ae, f. 连翘属

Fritillaria, ae, f. 贝母属

Gardenia, ae, f. 栀子属

Gastrodia, ae, f. 天麻属

Gentiana, ae, f. 龙胆属

Glycyrrhiza, ae, f. 甘草属

Inula, ae, f. 旋覆花属

Rosa, ae, f. 蔷薇属

Rubia, ae, f. 茜草属

Salvia, ae, f. 鼠尾草属

Sanguisorba, ae, f. 地榆属

Saposhnikovia, ae, f. 防风属

Schisandra, ae, f. 五味子属

Schizonepeta, ae, f. 荆芥属

Scrophularia, ae, f. 玄参属

Scutellaria, ae, f. 黄芩属

Siegesbeckia, ae, f. 豨莶草属

Sophora, ae, f. 槐属

Typha, ae, f. 香蒲属

Uncaria, ae, f. 钩藤属

Verbena, ae, f. 马鞭草属

Viola, ae, f. 堇菜属

（二）药物剂型名词常用词汇

aqua, ae, f. 水剂

capsula, ae, f. 胶囊剂

granula, ae, f. 颗粒剂

gutta, ae, f. 滴剂

mistura, ae, f. 合剂

ocustilla, ae, f. 眼药水

tabella, ae, f. 片剂

tinctura, ae, f. 酊剂

（三）药用部位名词常用词汇

concha, ae, f. 贝壳

colla, ae, f. 胶

herba, ae, f. 全草

medulla, ae, f. 茎髓

resina, ae, f. 树脂

spica, ae, f. 花穗

spina, ae, f. 棘刺

spora, ae, f. 孢子

（四）其他

ammonia, ae, f. 氨

belladonna, ae, f. 颠茄

camphora, ae, f. 樟脑

pharmacognosia, ae, f. 生药学

pharmacopoea, ae, f. 药典

planta, ae, f. 植物

复习思考题

1. 熟记第一变格法名词特征和变格词尾，并将下列名词变格

（1）pilula, ae, f. 丸剂

（2）capsula, ae, f. 胶囊

2. 单选题

（1）第一变格法名词的性属是

  A. 一般为 m.   B. m. 或 n.   C. 一般为 f.   D. m. n. f. 都有

（2）第一变格法名词单数属格格尾是

  A. is   B. ae   C. i   D. us

（3）第一变格法名词单数宾格格尾是

    A. am   B. ae   C. a   D. as

（4）aqua 的单数夺格是

    A. aquae   B. aquam   C. aquas   D. aqua

（5）向薄荷水中加远志酊应为

    A. In Aquam Menthae Tincturam Polygalae adde.

    B. In Aqua Menthae Tincturam Polygalae adde.

    C. In Aquam Menthae Tincturam Polygalam adde.

    D. In Aquam Mentham Tincturam Polygalae adde.

3. 判断题

（1）单数主格以 –a 结尾的词均属于第一变格法名词。

（2）单词记载形式中第二项以 –ae 结尾的词均为第一变格法名词。

（3）第一变格法名词单数宾格词尾均为 –am。

（4）第一变格法名词复数宾格词尾均为 –ae。

（5）名词属格形式作定语，称为非同格定语。

（6）Tabellae Glycyrrhizae 属于非同格定语词组，其中前者为非同格定语。

4. 填空题

（1）第一变格法名词单数主格、属格、宾格、夺格词尾分别为：____、____、____和____。

（2）第一变格法名词词干确定方法是_____。

（3）herba, ae, f.（全草）的单数属格形式是_____，单数夺格形式是_____，复数主格形式是_____，复数宾格形式是_____。

（4）最简单的非同格定语词组由 1 个_____和 1 个_____组成，其中_____可根据需要进行变格，_____的格始终不变。

5. 将下列拉丁语译成汉语

（1）Tabellae Belladonnae

（2）Prunellae Spica

（3）Tabellae Glycyrrhizae

（4）Pilulae Schisandrae

（5）Recipe Pilulas Schisandrae.

（6）Recipe Misturae Glycyrrhizae 100mL.

6. 将下列汉语译成拉丁语

（1）麻黄（药材名）

（2）五味子胶囊

（3）颠茄酊

（4）薄荷水

（5）取甘草片。

（6）取甘草合剂 100mL。

第三节　第二变格法名词及应用

一、第二变格法名词

（一）特征

1.单数属格格尾为 –i；

2.单数主格词尾为 –us、–er 或 –um；

3.性属

（1）单数主格以 –us 或 –er 结尾的，多为阳性（m.）（但以 –us 结尾表示乔木植物的属名为阴性）；

（2）单数主格结尾为 –um 的，均为中性（n.）。例如：

Leonurus, i, m. 益母草属

Citrus, i, f. 柑橘属

Morus, i, f. 桑属

Rheum, i, n. 大黄属

cancer, cri, m. 癌

Pinus, i, f. 松属

（二）各格词尾

见表2-7。

表 2-7　第二变格法名词各格词尾

数、性 格	sing.		plur.	
	m.	n.	m.	n.
nom.	–us, –er	–um	–i	–a
gen.	–i	–i	–orum	–orum
acc.	–um	同主格（–um）	–os	同主格（–a）
abl.	–o	–o	–is	–is

（三）变格示例

见表2-8、2-9、2-10。

例1：syrupus, i, m. 糖浆，词干为syrup–

表 2-8　syrupus, i, m.（糖浆）的变格

数、性 格	sing.m.	plur.m.
nom.	syrupus	syrup–i
gen.	syrup–i	syrup–orum
acc.	syrup–um	syrup–os
abl.	syrup–o	syrup–is

例2：cancer, cri, m. 癌，词干为cancr–

表 2-9　cancer, cri, m.（癌）的变格

数、性 格	sing.m.	plur.m.
nom.	cancer	cancr–i
gen.	cancr–i	cancr–orum
acc.	cancr–um	cancr–os
abl.	cancr–o	cancr–is

例3：folium, i, n. 叶，词干为foli–

表2-10 folium, i, n.（叶）的变格

数、性 格	sing.n.	plur.n.
nom.	folium	foli-a
gen.	foli-i	foli-orum
acc.	foli-um	foli-a
abl.	foli-o	foli-is

（四）应用示例

1. 主格

Syrupus Aurantii 橙皮糖浆

Aluminii **Hydroxydum** 氢氧化铝

Mori **Folium** 桑叶（药材名）

2. 属格

Lilii Bulbus 百合（药材名）

Zinci Oxydum 氧化锌

Oculentum **Chloramphenicoli** 氯霉素眼膏

Recipe **Syrupi** Aurantii 100 millilitra. 取橙皮糖浆 100 mL。

3. 宾格

Recipe **Syrupum** Aurantii. 取橙皮糖浆。

Da **Oculentum** Chloramphenicoli. 给予氯霉素眼膏。

ante **cibos** 饭前

post **cibos** 饭后

4. 夺格

Solve **syrupo**. 请用糖浆溶解。

Unguentum pro **Oculis** 眼膏

二、第二变格法名词常用词汇

（一）药用植物属名常用词汇

Aconitum, i, n. 乌头属

Amomum, i, n. 豆蔻属

Arctium, i, n. 牛蒡属

Asarum, i, n. 细辛属

Asparagus, i, m. 天门冬属

Astragalus, i, m. 黄芪属

Bupleurum, i, n. 柴胡属

Carpesium, i, n. 天名精属

Carthamus, i, m. 红花属

Changium, i, n. 明党参属

Hyoscyamus, i, m. 天仙子属

Leonurus, i, m. 益母草属

Lepidium, i, n. 独行菜属

Ligusticum, i, n. 藁本属

Ligustrum, i, n. 女贞属

Lilium, i, n. 百合属

Lycopodium, i, n. 石松属

Lygodium, i, n. 海金沙属

Morus, i, f. 桑属

Peucedanum, i, n. 前胡属

Chrysanthemum, i, n. 菊属
Cibotium, i, n. 金毛狗脊属
Cinnamomum, i, n. 樟属
Cirsium, i, n. 蓟属
Citrus, i, f. 柑属
Cnidium, i, n. 蛇床属
Crataegus, i, f. 山楂属
Cyperus, i, m. 莎草属
Dendrobium, i, n. 石斛属
Dictamnus, i, m. 白鲜属
Dipsacus, i, m. 川续断属
Epimedium, i, n. 淫羊藿属
Erodium, i, n. 牻牛儿苗属
Eupatorium, i, n. 泽兰属
Foeniculum, i, n. 茴香属
Fraxinus, i, f. 白蜡树属

Pinus, i, f. 松属
Platycladus, i, f. 侧柏属
Polygonatum, i, n. 黄精属
Polygonum, i, n. 蓼属
Rheum, i, n. 大黄属
Rubus, i, m. 悬钩子属
Saururus, i, m. 三白草属
Sparganium, i, n. 黑三棱属
Spatholobus, i, m. 密花豆属
Stachyurus, i, m. 旌节花属
Taraxacum, i, n. 蒲公英属
Taxillus, i, m. 钝果寄生属
Trachelospermum, i, n. 络石属
Trachycarpus, i, m. 棕榈属
Xanthium, i, n. 苍耳属
Zanthoxylum, i, n. 花椒属

（二）药物剂型名词常用词汇

emplastrum, i, n. 硬膏
extractum, i, n. 浸膏
linimentum, i, n. 搽剂
oleum, i, n. 油剂

oculentum, i, n. 眼膏
suppositorium, i, n. 栓剂
syrupus, i, m. 糖浆
unguentum, i, n. 软膏

（三）药用部位名词常用词汇

bulbus, i, m. 鳞茎
exocarpium, i, n. 外果皮
folium, i, n. 叶
oleum, i, n. 油

pericarpium, i, n. 果皮
pseudobubus, i, m. 假鳞茎
ramulus, i, m. 茎枝；嫩枝
thallus, i, m. 叶状体

（四）化学元素名词常用词汇

aluminium, i, n. 铝
argentum, i, n. 银
barium, i, n. 钡
calcium, i, n. 钙
cuprum, i, n. 铜
ferrum, i, n. 铁

hydrargyrum, i, n. 汞
iodum, i, n. 碘
kalium, i, n. 钾
magnesium, i, n. 镁
natrium, i, n. 钠
zincum, i, n. 锌

（五）生物碱名词常用词汇

adrenalinum, i, n. 肾上腺素
aminophyllinum, i, n. 氨茶碱
atropinum, i, n. 阿托品

codeinum, i, n. 可待因
ephedrinum, i, n. 麻黄碱
morphinum, i, n. 吗啡

berberinum, i, n. 小檗碱　　　　　　　　quininum, i, n. 奎宁

（六）卤化物、氧化物及氢氧化物名词常用词汇

bromidum, i, n. 溴化物　　　　　　　　iodidum, i, n. 碘化物

chloridum, i, n. 氯化物　　　　　　　　oxydum, i, n. 氧化物

hydrochloridum, i, n. 盐酸盐　　　　　　peroxydum, i, n. 过氧化物

hydroxydum, i, n. 氢氧化物　　　　　　sulfidum, i, n. 硫化物

复习思考题

1. 熟记第二变格法名词特征和变格词尾，并将下列单词变格

（1）bulbus, i, m. 鳞茎　　　　　（2）extractum, i, n. 浸膏

2. 选择题

（1）第二变格法名词单数属格格尾是

　A. is　　　　　B. ae　　　　　C. i　　　　　D. us

（2）第二变格法名词单数宾格格尾是

　A. um　　　　　B. o　　　　　C. i　　　　　D. us

（3）第二变格法名词单数夺格格尾是

　A. um　　　　　B. o　　　　　C. i　　　　　D. us

（4）cancer 的单数属格是

　A. canci　　　　B. cancri　　　C. cancrem　　D. cancum

（5）syrupus 的单数宾格是

　A. syrupi　　　　B. syrupum　　C. syrupo　　　D. syrupus

3. 判断题

（1）单数主格以 –us 结尾的阳性词均属于第二变格法名词。

（2）单词记载形式中第二项以 –i 结尾的词均为第二变格法名词。

（3）第二变格法名词可以是阳性名词，也可以是中性名词，因而属于通性名词。

（4）第二变格法名词单数属格词尾均为 –i。

（5）Syrupus Glycyrrhizae 属于非同格定语词组，其中前者为主语。

（6）生药材拉丁名基本构成是非同格定语词组，其中非同格定语前置。

4. 填空题

（1）第二变格法名词单数属格、宾格、夺格的词尾分别是：____、____ 和 ____。

（2）folium, i, n.（叶）的单数属格形式是_____，单数宾格形式是_____，复数主格形式是_____，复数夺格形式是_____。

（3）生药材拉丁名称的基本构成有_____和_____两部分。其中前者使用名词的_____，首字母_____；后者使用名词的_____，首字母_____。

（4）Mori Folium（桑叶，药材名）中 Morus（桑）在词组中做_____（句子成分），属于第____变格法名词，性属为_____。

5. 将下列拉丁语译成汉语

（1）Mori Folium　　　　　　　（4）Adde Oleum Menthae.

（2）Extractum Rhei　　　　　　（5）Solve Glucosum in Aqua.

（3）Syrupus Schisandrae　　　　（6）Oculentum Chloramphenicoli

6.将下列汉语译成拉丁语

（1）益母草（药材名）　　　　　（4）番泻叶（药材名）

（2）百合（药材名）　　　　　　（5）碘酊

（3）紫苏叶（药材名）　　　　　（6）取薄荷油 10mL。

第四节　第一类形容词及应用

一、形容词概述

（一）形容词的概念

形容词是用来说明人或事物特征或性质的一种变化词类，在句中或短语中作定语，常置于被修饰的名词之后。例如：

Mistura **Alba** 白色合剂　　　　　　　Liquor **Fuscus** 棕色溶液

（二）形容词的特征

1. 一词三性

拉丁语的形容词不仅有数和格的变化，而且每个形容词均有阳性、阴性、中性3种性属，分别以不同的词尾表示。例如：

复方的 compositus（m.）　　　　　compositα（f.）　　　　　compositum（n.）

2. 与名词三同

形容词与所修饰的名词必须保持性属、数、格一致。例如：

Syrupus Compositus 复方糖浆（sing. nom. m.）

Mistura Composita 复方合剂（sing. nom. f.）

Oculentum Compositum 复方眼膏（sing. nom. n.）

（三）形容词的分类

形容词本身没有特定的变格词尾，而是按照名词各格词尾进行变格。根据其变格所用词尾的不同，形容词分为两大类。

1. 第一类形容词

第一类形容词按第一和第二变格法名词的词尾变格，即阴性按照第一变格法名词的词尾变格，阳性和中性则分别按照第二变格法阳性和中性名词的词尾变格，因此，第一类形容词又称第一第二变格法形容词。

2. 第二类形容词

第二类形容词基本上按第三变格法等音节名词的词尾变格，故称第三变格法形容词。

二、第一类形容词

（一）特征

1.单数主格阳性词尾为 –us 或 –er（大多数是 –us，少数是 –er）；

2.单数主格阴性词尾为 –a；

3. 单数主格中性词尾为 –um。（表2–11）

表 2–11 第一类形容词的特征

阳性形式	阴性形式	中性形式	中文解释
albus	alba	album	白色的
niger	nigra	nigrum	黑色的

（二）词典格式

第一类形容词的词典格式中有5项内容，依次为单数主格阳性形式、单数主格阴性词尾、单数主格中性词尾、形容词缩写（可省略）和译文。例如：

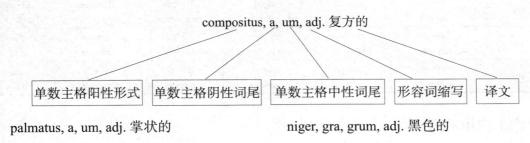

compositus, a, um, adj. 复方的

| 单数主格阳性形式 | 单数主格阴性词尾 | 单数主格中性词尾 | 形容词缩写 | 译文 |

palmatus, a, um, adj. 掌状的   niger, gra, grum, adj. 黑色的

（三）变格方法

1. 拉丁语形容词变格

通常遵循以下公式

　　单、复数、各性属、各格形式＝词干＋单、复数、各性属、各格格尾

2. 词干的确定

单数主格阴性形式去掉词尾–a，即得词干（表2–12）。单数主格阴性和中性形式获得方法同名词单数属格形式的获得方式。

表 2–12 第一类形容词词干的产生

词典格式	阴性单数主格	词干
albus, a, um, adj. 白色的	alba	alb–
ruber, bra, brum, adj. 红色的	rubra	rubr–

（四）各格词尾

见表2–13。

表 2–13 第一类形容词各格词尾

数、性 格	sing.			plur.		
	m.	f.	n.	m.	f.	n.
nom.	–us, –er	–a	–um	–i	–ae	–a
gen.	–i	–ae	–i	–orum	–arum	–orum
acc.	–um	–am	–um	–os	–as	–a
abl.	–o	–a	–o	–is	–is	–is

（五）变格示例

见表2-14。

例1：albus, a, um, adj. 白色的，词干为alb-

例2：ruber, bra, brum, adj. 红色的，词干为rubr-

表 2-14 第一类形容词的变格

数、性\\格	sing.			plur.		
	m.	f.	n.	m.	f.	n.
nom.	albus ruber	alba rubra	album rubrum	alb-i rubr-i	alb-ae rubr-ae	alb-a rubr-a
gen.	alb-i rubr-i	alb-ae rubr-ae	alb-i rubr-i	alb-orum rubr-orum	alb-arum rubr-arum	alb-orum rubr-orum
acc.	alb-um rubr-um	alb-am rubr-am	alb-um rubr-um	alb-os rubr-os	alb-as rubr-as	alb-a rubr-a
abl.	alb-o rubr-o	alb-a rubr-a	alb-o rubr-o	alb-is rubr-is	alb-is rubr-is	alb-is rubr-is

（六）应用示例

1. 用于动、植物的学名

动、植物学名中的种加词常为形容词，作属名的定语，与属名名词保持性、数、格一致。例如：

*Ephedra **sinica*** Stapf. 草麻黄   *Leonurus **japonicus*** Houtt. 益母草

*Gastrodia **elata*** Bl. 天麻   *Aster **tataricus*** L. f. 款冬

2. 用于动、植物的描述

在新物种发表时，常用拉丁文描述形态，形容词一般作名词的定语，与名词保持性、数、格一致。例如：

Herba **erecta**，circa 20cm alta. 直立草本，高约20cm。

lamina **pilosa** 叶片被长柔毛

3. 用于药物名称

形容词在药物名称中作定语，说明药物的特征和性质，并与主语名词保持性、数、格一致。例如：

Mistura **Composita** 复方合剂   Paeoniae Radix **Alba** 白芍

Mistura Glycyrrhizae **Composita** 复方甘草合剂   Armeniacae Semen **Amarum** 苦杏仁

三、同格定语及词组的应用

1. 概念

同格定语又称一致关系定语，是指用形容词所作的定语，说明名词的特征和性质，与被说明的名词保持性、数、格一致，并与其共同构成同格定语词组。例如：

extractum liquidum 流浸膏（sing. nom. n.）

2. 变格

同格定语词组变格时，首先主语名词变为所需的形式，然后作为同格定语的形容词与主语名词始终保持性、数、格一致。例如：

Mistura Fusca 棕色合剂（sing. nom. f.）

Recipe **Misturae Fuscae** 100mL. 取棕色合剂100mL。（sing. gen. f.）

Adde **Misturam Fuscam**. 加棕色合剂。（sing. acc. f.）

Solve Glucosum in **Mistura Fusca**. 溶于棕色合剂中。（sing. abl. f.）

四、常用词汇

1. 药用植物种加词形容词常用词汇

albus, a, um, adj. 白色的

annuus, a, um, adj. 一年生的

apricus, a, um, adj. 向阳的

aquosus, a, um, adj. 多水的，含水的

arabicus, a, um, adj. 阿拉伯的

asiaticus, a, um, adj. 亚洲的

aurantius, a, um, adj. 橙色的

cirrhosus, a, um, adj. 有卷须的

cordatus, a, um, adj. 心形的

crenatus, a, um, adj. 圆齿的

dauricus, a, um, adj. 达乌里的

europaeus, a, um, adj. 欧洲的

erectus, a, um, adj. 直立的

flavus, a, um, adj. 黄色的

glaber, bra, brum, adj. 无毛的

graecus, a, um, adj. 希腊的

heterophyllus, a, um, adj. 异形叶的

indigoticus, a, um, adj. 深蓝色

altus, a, um, adj. 高的

japonicus, a, um, adj. 日本的

lancifolius, a, um, adj. 叶披针形的

latus, a, um, adj. 宽的

longus, a, um, adj. 长的

macrophyllus, a, um, adj. 大叶的

mongolicus, a, um, adj. 蒙古的

niger, gra, grum, adj. 黑色的

oblatus, a, um, adj. 近扁球形的

obovatus, a, um, adj. 倒卵形的

oppositus, a, um, adj. 对生的

palmatus, a, um, adj. 掌状的

ruber, bra, brum, adj. 红色的

sibiricus, a, um, adj. 西伯利亚的

sinicus, a, um, adj. 中国的

tanguticus, a, um, adj. 唐古特的

verticillatus, a, um, adj. 轮生的

2. 药名形容词常用词汇

albus, a, um, adj. 白色的

amarus, a, um, adj. 苦的

aromaticus, a, um, adj. 芳香的

carbonisatus, a, um, adj. 碳化的

compositus, a, um, adj. 复方的

concentratus, a, um, adj. 浓缩的

crudus, a, um, adj. 生的

destillatus, a, um, adj. 蒸馏的

dilutus, a, um, adj. 稀释的

externus, a, um, adj. 外用的

fluidus, a, um, adj. 流动的

fuscus, a, um, adj. 棕色的

internus, a, um, adj. 内部的

liquidus, a, um, adj. 液状的

magnus, a, um, adj. 大的

novus, a, um, adj. 新的

pantotrichus, a, um, adj. 未骨化的

parvus, a, um, adj. 小的

praeparatus, a, um, adj. 制备的

procainicus, a, um, adj. 普鲁卡因的

pulveratus, a, um, adj. 粉状的

purificatus, a, um, adj. 精制的

siccus, a, um, adj. 干的

solidus, a, um, adj. 固体的

hydrosus, a, um, adj. 含水的

immaturus, a, um, adj. 未成熟的

sterilisatus, a, um, adj. 灭菌的

3. 酸名形容词常用词汇

aceticus, a, um, adj. 醋酸的

benzoicus, a, um, adj. 苯甲酸的

boricus, a, um, adj. 硼酸的

carbonicus, a, um, adj. 碳酸的

citricus, a, um, adj. 枸橼酸的

folicus, a, um, adj. 叶酸的

hydrochloricus, a, um, adj. 盐酸的

lacticus, a, um, adj. 乳酸的

nitricus, a, um, adj. 硝酸的

nitrosus, a, um, adj. 亚硝酸的

phosphoricus, a, um, adj. 磷酸的

phosphorosus, a, um, adj. 亚磷酸的

salicylicus, a, um, adj. 水杨酸的

sulfuricus, a, um, adj. 硫酸的

sulfurosus, a, um, adj. 亚硫酸的

tannicus, a, um, adj. 鞣酸的

tartaricus, a, um, adj. 酒石酸的

复习思考题

1. 熟记第一类形容词的变格词尾，并将下列形容词变格

（1）amarus, a, um, adj. 苦的

（2）glaber, bra, brum, adj. 无毛的

2. 将词组 Capsullae Rubrae（红色胶囊）变格。

3. 选择题

（1）中药材白芍的拉丁名称是

　A. Paeoniae Radix Album

　B. Paeoniae Radix Albus

　C. Paeoniae Radix Alba

　D. Paeonia Radix Alba

　E. Paeonia Radix Album

（2）中药材榆炭（炙）的拉丁名称是

　A. Sanguisorbae Radix Praeparatus

　B. Sanguisorbae Radix Praeparatum

　C. Sanguisorbae Radix Praeparata

　D. Sanguisorba Radix Praeparata

　E. Sanguisorba Radix Praeparatus

（3）中药材枳实的拉丁名称是

　A. Aurantii Fructus immaturum

　B. Aurantii Fructus immatura

　C. Aurantium Fructus immaturus

　D. Aurantii Fructus immaturus

　E. Aurantium Fructus immatura

（4）中药材栀子（炙）的拉丁名称是

　A. Gardeniae Fructus Praeparatus

　B. Gardeniae Fructus Praeparata

　C. Gardeniae Fructus Praeparatum

　D. Gardenia Fructus Praeparata

　E. Gardenia Fructus Praeparatus

（5）中药材赤芍的拉丁名称是

　A. Paeoniae Radix Rubrum

　B. Paeoniae Radix Ruber

　C. Paeoniae Radix Rubra

　D. Paeonia Radix Rubra

　E. Paeonia Radix Rubrum

（6）中药材制川乌的拉丁名称是

　A. Aconiti Radix Cocta

　B. Aconitum Radix Cocta

C. Aconiti Radix Cocti　　　　　　　　D. Aconitum Radix Coctum

E. Aconiti Radicis Coctis

（7）掌叶大黄的植物学名是

A. *Rheum officinale* Baill　　　　　　B. *Rheum officinalis* Baill

C. *Rheum palmatus* L.　　　　　　　D. *Rheum palmatum* L.

E. *Rheum palmata* L.

（8）桑的植物学名是

A. *Morus alba* L.　　　　　　　　　　B. *Morus albus* L.

C. *Morus album* L.　　　　　　　　　D. *Morum album* L.

E. *Morum album* L.

（9）复方甘草合剂的拉丁名称是

A. Mistura Glycyrrhizae Compositus　　　B. Mistura Glycyrrhizae Compositum

C. Mistura Glycyrrhizae Composita　　　D. Mistura Glycyrrhiza Composita

E. Misturae Glycyrrhizae Compositae

（10）熟地黄的拉丁名称是

A. Rehmanniae Radix Praeparatus　　　　B. Rehmanniae Radix Praeparatum

C. Rehmannia Radix Praeparata　　　　　D. Rehmanniae Radix Praeparata

E. Rehmannia Radix Praeparatum

4. 判断题

（1）*Discorea nipponica* Makino 是薯蓣的植物学名。

（2）*Rheum palmatum* L. 是唐古特大黄的植物学名。

（3）苍术的植物学名是 *Atractylodes lancea* (Thunb.) DC.。

（4）Ephedra *sinica* Stapf. 是草麻黄的植物学名。

（5）Armeniacae Semen Amarum 是苦杏仁的拉丁名称。

（6）取白色合剂20mL，翻译为：Ricipe Misturam Albam 20mL。

5. 填空

（1）光果甘草的植物学名是 *Glycyrrhiza* _____ L.。

（2）地黄的植物学名是 *Rehmannia* _____ Libosch.。

（3）*Gastrodia elata* Bl. 是 _____ 的植物学名。

（4）鱼腥草的植物学名是 _____ *cordata* Thunb.。

（5）茜草的植物学名是 Rubia _____ L.。

（6）*Artemisia annua* L. 是 _____ 的植物学名。

6. 将下列词组译成汉语，并指出词组中的同格定语和非同格定语

（1）Pinelliae Rhizoma Praeparatum　　　（8）Syrupus Polygalae Compositus

（2）Paeoniae Radix Alba　　　　　　　（9）Recipe 10 millilitra Tincturae Camphorae Compositae.

（3）Schizonepetae Herba Carbonisata　　（10）Solve Glucosum in Aqua Destillata.

（4）Aurantii Fructus Immaturus　　　　（11）Acidum Aceticum

（5）Rehmanniae Radix Praeparata　　　（12）Acidum Salicylicum

（6）Tinctura Belladonnae Composita　　（13）Ginseng Radix er Rhizoma Rubra

（7）Extractum Glycyrrhizae Liquidum

7. 将下列词组译成拉丁语

（1）颠茄流浸膏
（2）芳香薄荷水
（3）复方五味子糖浆
（4）赤芍（药材名，药用根）
（5）苦杏仁（药材名，药用种子）

（6）枳实（药材名，药用未成熟的果实）
（7）取甘草流浸膏 10mL。
（8）复方硼酸软膏
（9）稀盐酸

第五节　第三变格法名词及应用

一、特征

1. 单数属格格尾为is；
2. 单数主格词尾的形态繁多，是拉丁语中最复杂的一类名词；
3. 第三变格法名词的性属阳性、阴性、中性均有，其性属多按语法性属法确定，但由于原形词尾形态繁杂，与性属的对应关系多数不确定。

二、分类

根据单数属格与单数主格形式的音节数分为不等音节和等音节名词。
1. 不等音节名词的单数属格形式比单数主格形式多一个音节。例如：

pulvis, eris, f. 粉剂　　　　　　　　　　　　　semen, inis, n. 种子

2. 等音节名词的单数属格形式与单数主格形式的音节数相同。例如：

digitalis, is, f. 洋地黄　　　　　　　　　　　　piscis, is, m. 鱼

三、第三变格法名词不等音节名词

（一）各格词尾

见表2-15。

表 2-15　第三变格法不等音节名词各格词尾

格 \ 数、性	sing.			plur.		
	m.	f.	n.	m.	f.	n.
nom.	多种词尾			–es	–es	–a
gen.	–is	–is	–is	–um, –ium	–um, –ium	–um, –ium
acc.	–em	–em	同主格	–es	–es	同主格（–a）
abl.	–e	–e	–e	–ibus	–ibus	–ibus

注：第三变格法不等音节名词词干末尾为一个辅音时，其复数属格词尾为 –um；词干末尾为两个辅音时，则其复数属格词尾为 –ium。

（二）变格示例

见表2-16、表2-17、表2-18。

例1：liquor, oris, m. 溶液，词干为 liquor–

表 2-16　liquor, oris, m.（溶液）的变格

格　　数、性	sing.m.	plur.m.
nom.	liquor	liquor-es
gen.	liquor-is	liquor-um
acc.	liquor-em	liquor-es
abl.	liquor-e	liquor-ibus

例2：injectio, onis, f. 注射液，词干为 injection-

表 2-17　injectio, onis, f.（注射液）的变格

格　　数、性	sing.f.	plur.f.
nom.	injectio	injection -es
gen.	injection-is	injection-um
acc.	injection-em	injection-es
abl.	injection-e	injection-ibus

例3：semen, inis, n. 种子，词干为 semin-

表 2-18　semen, inis, n.（种子）的变格

格　　数、性	sing.n.	plur.n.
nom.	semen	semin-a
gen.	semin-is	semin-um
acc.	semen	semin-a
abl.	semin-e	semin-ibus

（三）应用示例

1. 主格

　　Eucommiae **Cortex** 杜仲（药材名）　　　　　　Atropini **Sulfas** 硫酸阿托品

2. 属格

　　Plantaginis Semen 车前子（药材名）　　　　**Isatidis** Radix 板蓝根（药材名）

　　Recipe Eucommiae **Corticis** 20 grammata. 取杜仲20g。

3. 宾格

　　Recipe Eucommiae **Corticem**. 取杜仲（药材）。

　　Recipe **Injectionem** Codeini Phosphatis. 取磷酸可待因注射液。

4. 夺格

　　Herba cum **radice** 带根全草　　　　　　　Pulvis pro **Infantibus** 婴儿散

　　Aqua pro **Injectione** 注射用水

四、第三变格法名词等音节名词

（一）各格词尾

　　见表2-19。

表 2-19　第三变格法等音节名词各格词尾

格 ＼ 数、性	sing.			plur.		
	m.	f.	n.	m.	f.	n.
nom.	-is, -es	-is, -es	-e	-es	-es	-ia
gen.	-is	-is	-is	-ium	-ium	-ium
acc.	-em	-em	同主格（-e）	-es	-es	同主格（-ia）
abl.	-e	-e	-i	-ibus	-ibus	-ibus

（二）变格示例

见表2-20、表2-21、表2-22。

例1：piscis, is, m. 鱼，词干为 pisc-

表 2-20　piscis, is, m.（鱼）的变格

格 ＼ 数、性	sing.m.	plur.m.
nom.	piscis	pisc-es
gen.	pisc-is	pisc-ium
acc.	pisc-em	pisc-es
abl.	pisc-e	pisc-ibus

例2：digitalis, is, f. 洋地黄，词干为 digital-

表 2-21　Digitalis, is, f.（洋地黄）的变格

格 ＼ 数、性	sing. f.	plur. f.
nom.	digitalis	digital-es
gen.	digital-is	digital-ium
acc.	digital-em	digital-es
abl.	digital-e	digital-ibus

例3：secale, is, n. 麦角，词干为 secal-

表 2-22　Secale, is, n.（麦角）的变格

格 ＼ 数、性	sing. n.	plur. n.
nom.	secale	secal-ia
gen.	secal-is	secal-ium
acc.	secale	secal-ia
abl.	secal-i	secal-ibus

（三）应用示例

1. 主格

Perillae **Caulis** 紫苏梗

2. 属格

Digitalis Folium 洋地黄叶

Codonopsis Radix 党参

3. 宾格

Recipe Perillae **Caulem**. 取紫苏梗。

五、第三变格法名词常用词汇

（一）药用植物属名常用词汇

Acanthopanax, acis, m. 五加属

Achyranthes, is, f. 牛膝属

Andrograpis, itis, f. 穿心莲属

Aster, eris, m. 紫菀属

Atractylodes, is, f. 苍术属

Berberis, idis, f. 小檗属

Clematis, idis, f. 铁线莲属

Codonopsis, is, f. 党参属

Coix, icis, f. 薏苡属

Coptis, idis, f. 黄连属

Corydalis, is, f. 紫堇属

Croton, onis, m. 巴豆属

Digitalis, is, f. 洋地黄属

Ilex, icis, f. 冬青属

Isatis, idis, f. 菘蓝属

Iris, idis, f. 鸢尾属

Ophiopogon, onis, m. 沿阶草属

Panax, acis, m. 人参属

Papaver, eris, n. 罂粟属

Paris, idis, f. 重楼属

Piper, eris, n. 胡椒属

Plantago, inis, f. 车前草属

Pogostemon, onis, n. 广藿香属

Quisqualis, is, f. 使君子属

Smilax, acis, f. 菝葜属

Tetrapanax, acis, m. 通脱木属

Trichosanthes, is, f. 栝楼属

Zingiber, eris, n. 姜属

（二）药用部位名词常用词汇

caulis, is, m. 茎；藤

calyx, ycis, m. 花萼

cortex, icis, m. 皮

flos, oris, m. 花

os, ossis, n. 骨

pollen, inis, n. 花粉

radix, icis, f. 根

semen, inis, n. 种子

（三）药物剂型名词常用词汇

cremor, oris, m. 乳膏

emulsio, onis, f. 乳剂

inhalatio, onis, f. 吸入剂

injcetio, onis, f. 注射液

liquor, oris, m. 溶液

lotio, onis, f. 洗剂

mucilago, inis, f. 胶浆剂

pulvis, eris, m. 粉剂

solutio, onis, f. 溶液剂

（四）其他常用词汇

alcohol, olis, n. 乙醇

carbo, onis, m. 碳

dens, dentis, m. 牙齿

infans, antis, m. f. 婴儿

jecur, oris, n. 肝

medicamen, inis, n. 药物

mel, mellis, n. 蜂蜜

piscis, is, m. 鱼

vegetabile, is, n. 植物

secale, is, n. 黑麦

复习思考题

1. 熟记第三变格法名词的特征和变格词尾，并将下列单词变格

（1）infans, antis, m. f. 婴儿　　　　　　　（3）dens, dentis, m. 牙齿

（2）flos, floris, m. 花　　　　　　　　　　（4）caulis, is, m. 茎；藤

2. 选择题

（1）下列是第三变格法等音节名词的是

　　A. pulvis, veris, m. 粉剂　　　　　　B. semen, inis, n. 种子

　　C. digitalis, is, f. 洋地黄　　　　　　D. injectio, onis, f. 注射剂

　　E. liquor, oris, m. 溶液

（2）第三变格法名词单数属格格尾是

　　A. is　　　　　B. em　　　　　C. ium　　　　　D. us　　　　　E. ae

（3）semen 的单数宾格是

　　A. semen　　　　B. seminis　　　　C. seminem　　　　D. semina　　　　E. semine

（4）取忍冬藤应为

　　A. Recipe Lonicerae japonicae Caulis.

　　B. Recipe Loniceram japonicam Caulis.

　　C. Recipe Lonicerae japonicae Caulem.

　　D. Recipe Lonicerae Caulem.

　　E. Recipe Loniceram Caulis.

（5）取吗啡阿托品注射液应为

　　A. Recipe Injectio Morphinum et Atropinum

　　B. Recipe Injectionem Morphinum et Atropinum

　　C. Recipe Injectionem Morphini et Atropini

　　D. Recipe Injectionem Morphini et Atropinum

　　E. Recipe Injectio Morphini et Atropinum

3. 判断题

（1）大青叶的药材名是 Folium Isatidis。

（2）辛夷药材名的正确翻译是 Magnoliae Flos。

（3）人参的药材名是 Ginseng Radix et Rhizoma。

（4）Acanthopanacis Cortex 是药材五加皮。

（5）取柴胡注射液，正确翻译是：Recipe Injectio Bupleuri。

4. 填空题

（1）Caulis 的单数属格形式是＿＿＿＿＿＿。

（2）Radix 的单数属格形式是＿＿＿＿＿＿。

（3）Isatidis Radix 是药材＿＿＿＿＿＿的拉丁名称。

（4）将名词 Semen, inis, n. 种子变成复数主格形式：＿＿＿＿＿＿。

（5）将名词 flos, oris, m. 花变成复数属格形式：＿＿＿＿＿＿。

5. 将下列拉丁语译成汉语

　（1）Ginseng Radix　　　　　　　　　　（4）Exractum Zingiberis Liquidum

（2）Coicis Semen

（3）Acanthopanacis Cortex

（5）Recipe Exractum Zingiberis Liquidum

（6）Recipe Exracti Zingiberis Liquidi 50 millilitra.

6.将下列汉语译成拉丁语

（1）杜仲（药材名）

（2）大青叶（药材名）

（3）穿心莲片

（4）紫苏梗

（5）小儿糖浆

（6）取紫苏梗。

（7）取板蓝根 10g。

第六节 第二类形容词及形容词的比较级和最高级

一、第二类形容词

第二类形容词无论是特征、词典格式，还是所用变格词尾都与第一种形容词明显不同。

（一）特征

1. 单数主格阳性、阴性和中性的词尾形式多样，并依此进行分类；

2. 单数属格词尾均为–is；

3. 变格词尾与第三变格法等音节名词基本相同，故又称第三变格法形容词。

（二）分类

根据单数主格阳性、阴性及中性词尾不同，第二类形容词可分为三尾型、二尾型和一尾型3种类型。

1. 三尾型第二类形容词

（1）分类依据：单数主格有三种不同形式（表2–23），阳性、阴性、中性词尾分别为–er、–is、–e。

表 2–23　三尾型第二类形容词

阳性	阴性	中性	译文
acer	acris	acre	辛辣的
silvester	silvestris	silvestre	野生的

（2）词典格式：三尾型第二类形容词的词典格式中有5项内容，依次为单数主格阳性形式、单数主格阴性词尾、单数主格中性词尾、形容词缩写（可省略，下同）和译文。其中，单数主格阴性和中性形式获得方法同名词单数属格形式的获得方法（下同）。

（3）词干确定：单数主格阴性形式去掉词尾–is，即得词干（表2–24）。

表 2–24　三尾型第二类形容词词干的产生

词典格式	单数主格阴性形式	词干
acer, cris, cre, adj. 辛辣的	acris	acr–
silvester, tris, tre, adj. 野生的	silvestris	silvestr–

2. 二尾型第二类形容词

（1）分类依据：单数主格有二种不同形式（表2-25），阳性、阴性词尾为-is，中性词尾为-e。

表2-25　二尾型第二类形容词

阳性和阴性	中性	译文
sinensis	sinense	中国的
viridis	viride	绿色的

（2）词典格式：二尾型第二类形容词的词典格式中有4项内容，依次为单数主格阳性和阴性形式、单数主格中性词尾、形容词缩写（可省略）和译文。例如：

sinensis, e, adj. 中国的　　　　　　　　　　　dulcis, e, adj. 甜的

（3）词干确定：单数主格阴性形式去掉词尾-is，即得词干（表2-26）。

表2-26　二尾型第二类形容词词干的产生

词典格式	单数主格阴性形式	词干
sinensis, e, adj. 中国的	sinensis	sinens–
viridis, e, adj. 绿色的	viridis	virid–

3. 一尾型第二类形容词

（1）分类依据：单数主格只有一种形式（表2-27），阳性、阴性和中性相同。

表2-27　一尾型第二类形容词

阳性、阴性、中性	译文
vetus	陈旧的
bulliens	煮沸的

（2）词典格式：一尾型第二类形容词的词典格式中有4项内容，依次为单数主格（阳性、阴性、中性）形式、单数属格词尾、形容词缩写（可省略）和译文，其中单数属格形式获得方法同名词单数属格形式的获得。例如：

vetus, eris, adj. 陈旧的　　　　　　　　　　　recens, entis, adj. 新鲜的

（3）词干确定：单数属格形式去掉词尾-is，即得词干（表2-28）。

表2-28　一尾型第二类形容词词干的产生

词典格式	单数属格形式	词干
vetus, eris, adj. 陈旧的	veteris	veter–
bulliens, entis, adj. 煮沸的	bullientis	bullient–

（三）第二类形容词各格词尾

见表2-29。

表2-29　第二类形容词各格词尾

格 \ 数、性		sing.			plur.		
		m.	f.	n.	m.	f.	n.
nom.	三尾型	–er	–is	–e	–es		–ia
	二尾型	–is		–e			
	一尾型	结尾多种形式					
gen.		–is			–ium		
acc.		–em		同主格	–es		同主格（–ia）
abl.		–i			–ibus		

（四）变格示例

见表2-30、表2-31、表2-32。

例1：acer, acris, acre, adj. 辛辣的，词干为acr-

表 2-30　acer, acris, acre, adj.（辛辣的）的变格

数、性\\格	sing.			plur.		
	m.	**f.**	**n.**	**m.**	**f.**	**n.**
nom.	acer	acris	acre	acres		acria
gen.	acris			acrium		
acc.	acrem		acre	acres		acria
abl.	acri			acribus		

例2：dulcis, e, adj. 甜的，词干为dulc-

表 2-31　dulcis, e, adj.（甜的）的变格

数、性\\格	sing.			plur.		
	m.	**f.**	**n.**	**m.**	**f.**	**n.**
nom.	dulcis		dulce	dulces		dulcia
gen.	dulcis			dulcium		
acc.	dulcem		dulce	dulces		dulcia
abl.	dulci			dulcibus		

例3：recens, entis, adj. 新鲜的，词干为recent-

表 2-32　recens, entis, adj.（新鲜的）的变格

数、性\\格	sing.			plur.		
	m.	**f.**	**n.**	**m.**	**f.**	**n.**
nom.	recens			recentes		recentia
gen.	recentis			recentium		
acc.	recentem		recens	recentes		recentia
abl.	recenti			recentibus		

（五）应用示例

第二类形容词修饰名词，必须与被修饰的名词保持性、数、格一致。例如：

Radix **dulcis** 甜的根　　　　　　　　Flores **Recentes** 鲜花

Ginseng **Silvestre** 野山参　　　　　Oryza **Vetus** 陈仓米

Planta **Medicinalis** 药用植物　　　Indigo **Naturalis** 青黛

Citri Reticulatae Pericarpium **Viride** 青皮（药材名）

Zingiberis Rhizoma **Recens** 生姜（药材名）

Recipe aquae **bullientis** 100mL. 取沸水 100mL。

Adde Syrupum **Simplicem** in Misturam. 向合剂里加单糖浆。

二、第二类形容词常用词汇

（一）药用植物种加词常用词汇

affinis, e, adj. 近缘的
alaris, e, adj. 腋生的
basilaris, e, adj. 基生的
chinensis, e, adj. 中国的
dorsalis, e, adj. 背生的
mandshuriensis, e, adj. 满州的
marginalis, e, adj. 边生的
occidentalis, e, adj. 西方的
orientalis, e, adj. 东方的
paluster, tris, tre, adj. 沼泽的

pekinensis, e, adj. 北京的
pubescens, entis, adj. 有短柔毛的
silvester, tris, tre, adj. 野生的
sinensis, e, adj. 中国的
sinkiangensis, e, adj. 新疆的
terminalis, e, adj. 顶生的
tonkinensis, e, adj. 东京的
triangularis, e, adj. 三角形的
yunnanensis, e, adj. 云南的

（二）常用于药名的形容词

acer, acris, acre, adj. 尖锐的；辛辣的
corrigens, entis, adj. 矫味的
dulcis, e, adj. 甜的
expectorans, antis, adj. 祛痰的
fortis, e, adj. 强的，浓的
fumans, antis, adj. 发烟的
glacialis, e, adj. 冰状的

gracilis, e, adj. 细小的
medicinalis, e, adj. 药用的
mollis, e, adj. 软的
nutriens, entis, adj. 滋补的
recens, entis, adj. 新鲜的
sedans, antis, adj. 镇静的
simplex, icis, adj. 简单的，单纯的

（三）其他第二类形容词常用词汇

artificialis, e, adj. 人造的；人工的
brevis, e, adj. 短的
bulliens, entis, adj. 煮沸的
capillaris, e, adj. 毛状的
edulis, e, adj. 食用的
grandis, e, adj. 大的
gravis, e, adj. 重的
levis, e, adj. 轻的

naturalis, e, adj. 天然的
officinalis, e, adj. 药用的
recens, entis, adj. 新鲜的
saluber, bris, bre, adj. 健康的
simplex, icis, adj. 简单的
vetus, eris, adj. 陈旧的
viridis, e, adj. 绿色的
volatilis, e, adj. 挥发的

三、形容词的比较级和最高级

（一）形容词的等级

拉丁语形容词有三个等级，即原级、比较级和最高级。

1. 原级

表示人或物本身性质的修饰形式，又称形容词的原形。例如：

altus mons 高山   **tenuis** charta 薄纸

2. 比较级

用来对比人或物之间差别的修饰形式。例如：

altior mons 较高的山   **tenuior** charta 更薄的纸

3. 最高级

用来表示人或物之间差别程度最突出的修饰形式。例如：

altissimus mons 最高的山   **tenuissima** charta 最薄的纸

（二）形容词的比较级

1. 比较级的构成

形容词比较级＝形容词原级词干＋比较级词尾

其中，形容词单数主格阳性和阴性的比较级词尾为 –ior；单数主格中性的比较级词尾为 –ius（表2–33）。

表 2–33　形容词比较级的构成

原级词典格式	原级词干	比较级	
		m.f.	n.
altus, a, um, adj. 高的	alt–	altior	altius
fortis, e, adj. 强的；浓的	fort–	fortior	fortius

2. 比较级的变格

（1）比较级词干的确定：形容词单数主格阳性和阴性的比较级形式，就是比较级的词干（表 2–34）。

表 2–34　形容词比较级的词干

原级词典格式	比较级（m. f.）	比较级词干
altus, a, um, adj. 高的	altior 较高的	altior–
fortis, e, adj. 强的；浓的	fortior 较强的	fortior–

（2）比较级的变格：在比较级词干后接上第三变格法名词不等音节词各格词尾（表2–15），可得形容词比较级的单、复数各格形式（表2–35）。例如：

altus, a, um, adj. 高的，比较级词干altior–

表 2–35　altus, a, um, adj.（高的）比较级的变格

格 \ 数、性	sing.		plur.	
	m. f.	n.	m. f.	n.
nom.	altior	altius	altior–es	altior–a
gen.	altior–is	altior–is	altior–um	altior–um
acc.	altior–em	altius	altior–es	altior–a
abl.	altior–e	altior–e	altior–ibus	altior–ibus

（三）形容词的最高级

1. 最高级的构成

形容词最高级＝形容词原级词干＋最高级词尾

（1）大多数形容词单数主格阳性、阴性、中性的最高级词尾分别是 –issimus、–issima 和 –issimum（表2-36）。

表2-36　形容词最高级的构成（1）

原级词典格式	原级词干	最高级		
		m.	f.	n.
altus, a, um, adj. 高的	alt–	altissimus	altissima	altissimum
fortis, e, adj. 强的，浓的	fort–	fortissimus	fortissima	fortissimum

（2）单数主格阳性以 –er 结尾的形容词，在 –er 后直接加上 –rimus，–rima，–rimum 即构成其单数主格阳性、阴性和中性的最高级形式（表2-37）。

表2-37　形容词最高级的构成（2）

原级词典格式	原级词干	最高级		
		m.	f.	n.
ruber, bra, brum, adj. 红的	ruber–	ruberrimus	ruberrima	ruberrimum
acer, acris, acre, adj. 辛辣的	acer–	acerrimus	acerrima	acerrimum

2. 最高级的变格

（1）最高级词干的确定：形容词单数主格阴性的最高级形式去掉词尾 –a，即得形容词最高级的词干（表2-38）。

表2-38　形容词最高级的词干

原级词典格式	最高级单数主格阴性形式	最高级词干
altus, a, um, adj. 高的；深的	altissima	altissim–
ruber, bra, brum, adj. 红色的	ruberrima	ruberrim–

（2）最高级的变格：按第一类形容词的变格法进行变格，即在最高级词干后接上第一或第二变格法名词的词尾，就可得形容词最高级的单、复数各格形式（表2-39）。例如：

altus, a, um, adj. 高的；深的，最高级词干altissim–

表2-39　altus, a, um, adj.（高的；深的）最高级的变格

数、性 格	sing.			plur.		
	m.	f.	n.	m.	f.	n.
nom.	altissimus	altissima	altissimum	altissim–i	altissim–ae	altissim–a
gen.	altissim–i	altissim–ae	altissim–i	altissim–orum	altissim–arum	altissim–orum
acc.	altissim–um	altissim–am	altissim–um	altissim–os	altissim–as	altissim–a
abl.	altissim–o	altissim–a	altissim–o	altissim–is	altissim–is	altissim–is

（四）形容词比较级和最高级应用示例

形容词比较级和最高级用来修饰名词作定语时，与原级一样，需与被修饰的名词保持性、

数、格上一致。例如：

folium **siccius** 较干的叶子　　　　trabs **altissima** 最高的树

caulis **dulcior** 较甜的茎　　　　　flos **ruberrimus** 最红的花

semen **amarius** 较苦的种子　　　　pulvis **subtilissimus** 最细的粉末

复习思考题

1. 将下列形容词进行单、复数变格

（1）dulcis, e, adj. 甜的

（2）saluber, bris, bre, adj. 健康的，补益的

（3）flavescens, entis, adj. 黄色的

2. 将下列词组变格

（1）caulis viridis 绿色的茎

（2）planta recens 新鲜的植物

3. 单选题

（1）下列不是第二类形容词的是

　A．chinensis, e, adj. 中国的　　　　　B．sinensis, e, adj 中国的

　C．silvester, tris, tre, adj. 野生的　　　D．ruber, bra, brum, adj. 红色的

　E．recens, entis, adj. 新鲜的

（2）第二类形容词阳性单数宾格词尾是

　A. is　　　　B. em　　　　C. ium　　　　D. er　　　　E. es

（3）dulcis, e, adj.（甜的）的单数阳性属格是

　A. dulcis　　B. dulci　　C. dulcem　　D. dulce　　E. dulces

（4）生姜（药材名）的拉丁名称应为

　A. Zingiberis Rhizoma　　　　　　　B. Rhizoma Zingiberis Recens

　C. Zingiberis Rhizoma Recens　　　　D. Zingiberis Recens Rhizoma

　E. Rhizoma Zingiberis

（5）最红的花应为

　A. flos ruber　　　　B. flos ruberrimus　　　　C. flos ruberrima

　D. flos ruberrimum　　E. flos rubrior

4. 判断题

（1）当归的植物学名是 *Angelica sinense*（Oliv.）Diels.。

（2）甘草的植物学名是 *Glycyrrhiza uralensis* Fisch.。

（3）野山参的拉丁名称是 Ginseng Silvestre。

（4）最高的植物是 planta altissima。

（5）最甜的茎是 caulis dulcior。

（6）形容词可分为第一变格法形容词、第二变格法形容词和第三变格法形容词等三类。

（7）第二类形容词的词干确定方法均为单数主格阴性形式去掉词干 –is。

（8）形容词比较级和最高级形式的变格词尾是相同的。

5. 填空题

（1）辛辣的根是：radix ＿＿＿＿＿＿＿。

（2）芳香的药用植物是：planta ＿＿＿＿＿＿ aromatica。

（3）白色的花和茎：flos et caulis ＿＿＿＿＿＿。

（4）赤芍的药材名称是：＿＿＿＿＿＿。

（5）苦参的植物学名是：*Sophora* ＿＿＿＿＿＿。

6. 将下列词组译成汉语并指出其中形容词的性、数、格

　　（1）Glycyrrhizae Radix Dulcis　　　　　　（4）semen amarium

　　（2）Leonuri Herba Recens　　　　　　　　（5）folia ruberrima

　　（3）syrupus dulcis　　　　　　　　　　　（6）Acanthopanacis Cortex Recentissimus

7. 将下列词组译成拉丁语

　　（1）鲜的大黄根及根茎　　　　　　　　　（4）较甜的植物

　　（2）甜的根　　　　　　　　　　　　　　（5）最红的花

　　（3）较苦的种子　　　　　　　　　　　　（6）最绿的叶

第七节　第四、第五变格法名词及不变格名词

一、第四变格法名词

（一）特征

1. 单数属格格尾为 –us；

2. 单数主格词尾为 –us 或 –u；

3. 单数主格以 –us 结尾的，为阳性（f.）；以 –u 结尾的，为中性（n.）。例如：

　　usus, us, m. 用途　　　　　　　　　　　fructus, us, m. 果实

　　cornu, us, n. 角　　　　　　　　　　　　genus, us, n. 膝

（二）各格词尾

见表2-40。

表 2-40　第四变格法名词各格词尾

数、性 格	sing.		plur.	
	m.	n.	m.	n.
nom.	–us	–u	–us	–ua
gen.	–us	–us	–uum	–uum
acc.	–um	–u	–us	–ua
abl.	–u	–u	–ibus	–ibus

（三）变格示例

见表2-41、表2-42。

例1：fructus, us, m. 果实，词干为 fruct–

表 2-41　fructus, us, m.（果实）的变格

格 ＼ 数、性	sing. (m.)	plur. (m.)
nom.	fructus	fruct-us
gen.	fruct-us	fruct-uum
acc.	fruct-um	fruct-us
abl.	fruct-u	fruct-ibus

例2：cornu, us, n. 角，词干为corn-

表 2-42　cornu, us, n.（角）的变格

格 ＼ 数、性	sing. (n.)	plur. (n.)
nom.	cornu	corn-ua
gen.	corn-us	corn-uum
acc.	corn-u	corn-ua
abl.	corn-u	corn-ibus

（四）第四变格法名词应用示例

1. 作主格

Lycii **Fructus** 枸杞子（药材名）　　　　　　**Spiritus** Camphorae 樟脑醑

Cervi **Cornu** 鹿角（药材名）

2. 作属格

Recipe Lycii **Fructus** 100 grammata（g）. 取枸杞子100g。

3. 作宾格

ad **usum** internum 内服

4. 作夺格

pro **usu** externo 外用

二、第五变格法名词

（一）特征

1.单数属格词尾为 -ei；

2.单数主格词尾为 -es；

3.性属一般为阴性（f.）。例如：

　species, ei, f. 种；搽剂　　　　　　res, ei, f. 事；物；情况

但下列两个名词的性除外，例如：

　dies, ei, m. f. 日；天　　　　　　meridies, ei, m. 中午

（二）各格词尾

见表2-43。

表 2-43　第五变格法名词各格词尾

格＼数、性	sing. f. m.	plur. f. m.
nom.	–es	–es
gen.	–ei	–erum
acc.	–em	–es
abl.	–e	–ebus

（三）变格示例

见表2-44。例如：

dies, ei, m. f. 日，天，词干为di–

表 2-44　dies, ei, m. f.（日；天）的变格

格＼数、性	sing. f. m.	plur. f. m.
nom.	dies	di–es
gen.	di–ei	di–erum
acc.	di–em	di–es
abl.	di–e	di–ebus

（四）第五变格法名词应用示例

1. 作主格

Species Menthae 薄荷茶剂　　　　**Species** nova 新种

2. 作属格

Vaccinum **Rabiei** 狂犬病疫苗　　　Unguentum **Scabiei** 疥疮软膏

3. 作宾格

ante **meridiem** 上午　　　　post **meridiem** 下午

4. 作夺格

ter in **die** 1 日 3 次

三、不变格名词

（一）特征

1.不变格名词大多为外来语（希腊语除外）；

2.无数、格的变化；

3.性属均为中性（n.）。

（二）词典格式

在词典中不变格名词后注有 indecl.（为 indeclinabile"不变格名词的"的缩写），可省略，其后为性属和译文。例如：

ginseng, indecl. n. 人参

cacao, indecl. n. 可可豆

gummi, indecl. n. 胶

（三）不变格名词应用示例

不变格名词可适用于任何拉丁语的语法要求，其本身书写形式始终保持不变，但在词组或句子中表达有具体的语法意义，当形容词与不变格名词搭配时，形容词要与不变格名词保持性、数、格一致。

1. 主格

Mume rubrum 红梅（sing. nom. n.）

2. 属格

Moutan Cortex 丹皮（sing. gen. n.）

Ginseng Radix et Rhizoma 人参（sing. gen. n.）

3. 宾格

Recipe **Gummi** Arabicum. 取阿拉伯胶（sing. acc. n.）。

四、常用词汇

（一）第四变格法名词常用词汇

cornu, us, n. 角

fructus, us, m. 果实

spiritus, us, m. 醑剂

usus, us, m. 用途

（二）第五变格法名词常用词汇

dies, ēi, m. f. 日；天

glacies, ei, f. 冰

meridies, ei, m. 中午

rabies, ei, f. 狂犬病

scabies, ei, f. 疥疮

species, ei, f. 种，茶剂

subspecies, ei, f. 亚种

（三）不变格名词常用词汇

agar, indecl. n. 琼脂

alkali, indecl. n. 碱

bambou, indecl. n. 竹

cacao, indecl. n.（f.）可可豆

catechu, indecl. n.（f.）儿茶

cautsehuc, indecl. n.（f.）橡胶

chuangxiong, indecl. n. 川芎

ginkgo, indecl. n.（f.）银杏

genkwa, indecl. n. 芫花

ginseng, indecl. n. 人参

gummi, indecl. n. 树胶

logan, indecl. n.（f.）龙眼

moutan, indecl. n. 牡丹

mume, indecl. n.（f.）乌梅

notoginseng, indecl. n. 三七

salep, indecl. n. 白及

复习思考题

1.确定下列名词的词干并进行变格

（1）cornu, us, n. 角

（4）Strychnos, i, m. 马钱属

（2）fructus, us, m. 果实

（3）species, ei, f. 种；茶剂

（5）benzo, es, f. 安息香

（6）Arisaema, atis, n. 天南星属

2. 单选题

（1）第四变格法名词单数属格格尾是

   A. –is   B. –us   C.– i   D. –um   E. –u

（2）第五变格法名词单数夺格的格尾是

   A. –e   B. –i   C. –ei   D. –em   E. –es

（3）以下描述 dies, ei, m. f.（天，日）不正确的是

   A. 描述白天时，为阳性名词   B. 作为"日期"时，为阴性名词

   C. 该词为通性名词   D. 性属不同时变格词尾不变

   E. 性属为阴性时，变格；性属为阳性时，不变格

（4）不变格名词描述错误的是

   A. 大多数为外来词   B. 大多数性属为中性

   C. 书写形式不发生变化   D. 属于不变化词类

   E. 有特殊规定时性属可以不是中性

（5）cornu, us, n.（角）的单数属格形式是

   A. cornu   B. cornum   C. cornus   D. corno   E. corna

（6）meridies, ei, m.（中午）的单数夺格形式是

   A. meridies   B. meridiem   C. meridie   D. meridiei   E. meridiebus

3. 判断题

（1）第四变格法名词可以是阳性也可以是中性性属，所以均为通性名词。

（2）个别第五变格法名词可以是阳性也可以是阴性性属，所以为通性名词。

（3）第四、第五变格法名词的词尾可以用于形容词的变格。

（4）不变格名词因为书写形式不变，所以修饰它的形容词也不用变格。

4. 填空题

（1）第四变格法名词单数属格格尾为_____；性属为_____。

（2）第五变格法名词单数宾格格尾为_____；单数夺格格尾为_____；复数主格格尾为_____。

（3）通常不变格名词的性属为_____，而用于描述木本植物的不变格名词性属为_____。

5. 将下列词组或句子译成中文

（1）Ginkgo Folium

（2）Ginseng Radix et Rhizoma

（3）Gummi Arabicum

（4）Moutan Cortex

（5）Logan Arillus

（6）Genkwa Flos

（7）Species Sennae

（8）Chuangxiong Rhizoma

（9）Recipe Euryales Seminis 100 grammata（g）.

（10）Recipe Unguenti Scabiei 100 grammata.

6. 将下列词组或句子译成拉丁语

（1）乌梅（药材名，药用果实）

（2）儿茶（药材名，儿茶的浸膏）

（3）人参叶（药材名，药用叶）

（4）牡丹皮（药材名，牡丹的根皮）

（5）取三七（药材名，药用根及根茎）粉 10g。

（6）取大黄（药材名，药用根及根茎）散 100g。

（7）取阿拉伯胶 10g。

第八节 希腊名词

一、概述

历史上希腊文化曾对罗马的科学、文学和艺术产生巨大影响。在此过程中，大量希腊词汇被吸收到拉丁语中。医药、生物等领域的名词术语中，有许多词来源于希腊词汇，这些词汇在文字和变格方面已拉丁化，但仍有一部分词汇，虽然在文字上拉丁化了，但依然保留着原来的变格词尾，变格时仍部分沿用希腊名词的词尾，这类词被称为"希腊名词"。例如：

Platycodon, i, n. 桔梗属   rhizoma, atis, n. 根茎

etiotrope, es, f. 驱虫剂

二、分类

常用的希腊名词词典格式中主格结尾与属格词尾有5种形式（表2-45），按照所用变格词尾不同可分为3种变格法类型。

表 2-45　希腊名词的分类

变格法类型	主格结尾	属格词尾	性属
第一变格法	–e	–es	f.
第二变格法	–os	–i	m.
	–on	–i	n.
第三变格法	–is	–is	f.
	–ma	–atis	n.

三、希腊名词的变格

常用的希腊名词分别属于3种变格法名词。其变格方法与拉丁名词相同（词干＋词尾），词干的产生方法也与拉丁名词相同。

（一）第一变格法希腊名词

1. 特征

（1）单数属格格尾为 –es；

（2）单数主格词尾为 –e；

（3）性属一般为阴性（f.）。例如：

benzoë, es, f. 安息香   aloë, es, f. 芦荟

etiotrope, es, f. 驱虫剂

2. 各格词尾

见表2-46。

表 2-46　第一变格法希腊名词各格词尾

格 ＼ 数、性	sing. f.	plur. f.
nom.	–e	–ae
gen.	–es	–arum
acc.	–en	–as
abl.	–e	–is

由上表可以看出，第一变格法希腊名词的复数各格词尾与拉丁语第一变格法名词的复数各格词尾完全相同。

3. 变格示例

见表 2-47。例如：

Aloë, es, f. 芦荟，词干为 alo–

表 2-47　Aloë, es, f.（芦荟）的变格

格 ＼ 数、性	sing. f.	plur. f.
nom.	aloë	alo–ae
gen.	alo–es	alo–arum
acc.	alo–en	alo–as
abl.	alo–e	alo–is

（二）第二变格法希腊名词

1. 特征

（1）单数属格格尾为 –i；

（2）单数主格词尾为 –os 或 –on；

（3）单数主格以 –os 结尾的，多为阳性（m.），也有少数属阴性（f.）（木本植物的属名）；以 –on 结尾的，均为中性（n.）。例如：

Strychnos, i, m. 马钱子属　　　　　　chondros, i, m. 软骨

Platycodon, i, n. 桔梗属　　　　　　skeleton, i, n. 骨骼

2. 各格词尾

见表 2-48。

表 2-48　第二变格法希腊名词各格词尾

格 ＼ 数、性	sing.		plur.	
	m.f.	n.	m.f.	n.
nom.	–os	–on	–i	–a
gen.	–i	–i	–orum	–orum
acc.	–on	同主格（–on）	–os	同主格（–a）
abl.	–o	–o	–is	–is

由上表可以看出，单数主格分别以 –os 或 –on 结尾的第二变格法希腊名词的复数各格词尾分别与拉丁语第二变格法阳性名词、中性名词的复数各格词尾完全相同。

3. 变格示例

见表2-49、表2-50。

例1：Strychnos, i, m. 马钱子属，词干为strychn–

表 2-49　Strychnos, i, m.（马钱子属）的变格

格＼数、性	sing. m.	plur. m.
nom.	strychnos	strychn–i
gen.	strychn–i	strychn–orum
acc.	strychn–on	strychn–os
abl.	strychn–o	strychn–is

例2：Platycodon, i, n. 桔梗属，词干为platycod–

表 2-50　Platycodon, i, n.（桔梗属）的变格

格＼数、性	sing. n.	plur. n.
nom.	platycodon	platycod–a
gen.	platycod–i	platycod–orum
acc.	platycodon	platycod–a
abl.	platycod–o	platycod–is

（三）第三变格法希腊名词

1. 特征

（1）单数属格词尾为–is；

（2）单数主格结尾为–（s）is或–（m）a；

（3）单数主格以–（s）is结尾，为阴性（f.）；以–（m）a结尾，为中性（n.）。

例如：

dosis, is, f. 剂量　　　　　　　narcosis, is, f. 麻醉

Arisaema, atis, n. 天南星属　　　gramma, atis, n. 克

enema, atis, n. 灌肠剂　　　　　rhizoma, atis, n. 根状茎

2. 各格词尾

见表2-51。

表 2-51　第三变格法希腊名词各格词尾

格＼数、性	sing.		plur.	
	f.	n.	f.	n.
nom.	–（s）is	–（m）a	–es	–a
gen.	–is	–is	–ium	–um
acc.	–im	同主格（–a）	–es	同主格（–a）
abl.	–i	–e	–ibus	–is（–ibus）

注：中性词除复数夺格词尾为 –is 外，其他各格词尾都与拉丁语第三变格法不等音节中性名词的词尾相同。中性词复数夺格词尾也可应用 –ibus，如采用 –ibus，则与拉丁文第三变格法不等音节中性名词的词尾相同。

3. 变格示例,

见表 2-52、2-53。

例1：narcosis, is, f. 麻醉, 词干为 narcos-

表 2-52 narcosis, is, f.（麻醉）的变格

格 ＼ 数、性	sing. f.	plur. f.
nom.	narcosis	narcos-es
gen.	narcos-is	narcos-ium
acc.	narcos-im	narcos-es
abl.	narcos-i	narcos-ibus

例2：Arisaema, atis, n. 天南星属, 词干为 arisaemat-

表 2-53 Arisaema, atis, n.（天南星属）的变格

格 ＼ 数、性	sing. n.	plur. n.
nom.	arisaema	arisaemat-a
gen.	arisaemat-is	arisaemat-um
acc.	arisaem-a	arisaemat-a
abl.	arisaemat-e	arisaemat-is（-ibus）

四、希腊名词应用示例

1. 主格

Coptidis **Rhizoma** 黄连（药材名）

2. 属格

Platycodi Radix　桔梗（药材名）　　　　**Strychni** Semen　马钱子（药材名）

3. 宾格

Da tales **doses** numero 6. 给予同等剂量 6 份。

Recipe **Euryales** Seminis 10 grammata. 取芡实 10g。

4. 夺格

Aether pro **Narcosi** 麻醉用乙醚

五、希腊名词常用词汇

1. 第一变格法希腊名词

Aloë, es, f. 芦荟属

benzoë, es, f. 安息香

Cistanche, es, f. 肉苁蓉属

etiotrope, es, f. 驱虫剂

Euryale, es, f. 芡实属

Glycile, es, f. 大豆属

Hydrocotyle, es, f. 天胡荽属

2. 第二变格法希腊名词

Abutilon, i, n. 苘麻属

chondros, i, m. 软骨

Platycodon, i, n. 桔梗属

rhinoceros, i, m. 犀牛

Eriocaulon, i, n. 谷精草属

Phellodendron, i, n. 黄檗属

Rhododendron, i, n. 杜鹃花属

Strychnos, i, m. 马钱属

3. 第三变格法希腊名词

Alisma, atis, n. 泽泻属

Arisaema, atis, n. 天南星属

dosis, is, f. 剂量

enema, atis, n. 灌肠剂

gargarisma, atis, n. 含漱剂

gramma, atis, n. 克

milligramma, atis, n. 毫克

narcosis, is, f. 麻醉

rhizoma, atis, n. 根茎

复习思考题

1. 写出下列名词的词干并进行变格

（1）Phellodendron, i, n. 黄檗属

（2）Cistanche, es, f. 肉苁蓉属

（3）aloë, es, f. 芦荟

（4）Strychnos, i, m. 马钱属

（5）Alisma, atis, n. 泽泻属

（6）narcosis, is, f. 麻醉

（7）Arisaema, atis, n. 天南星属

2. 单选题

（1）以下希腊名词属于第一变格法类型的是

　A. Aloë, es, f. 芦荟

　C. rhinoceros, i, m. 犀牛

　E. Alisma, atis, n. 泽泻属

B. rhizoma, atis, n. 根茎

D. dosis, is, f. 剂量

（2）以下希腊名词属于第二变格法类型的是

　A. Strychnos, i, m. 马钱子属

　C. Glycile, es, f. 大豆属

　E. narcosis, is, f. 麻醉

B. gramma, atis, n. 克

D. benzoë, es, f. 安息香

（3）以下希腊名词属于第二变格法类型的是

　A. benzoë, es, f. 安息香

　C. Arisaema, atis, n. 天南星属

　E. enema, atis, n. 含漱剂

B. Platycodon, i, n. 桔梗属

D. Alisma, atis, n. 泽泻属

（4）以下希腊名词属于第三变格法类型的是

　A. benzoë, es, f. 安息香

　C. Aloë, es, f. 芦荟

　E. Strychnos, i, m. 马钱子属

B. chondros, i, m. 软骨

D. rhizoma, atis, n. 根茎

（5）以下希腊名词属于第三变格法类型的是

　A. Cistanche, es, f. 肉苁蓉属

　C. Euryale, es, f. 芡实属

　E. chondros, i, m. 软骨

B. dosis, is, f. 剂量

D. Abutilon, i, n. 苘麻属

（6）希腊名词按变格法分类有几种类型

　A. 1　　　　　　B. 2　　　　　C. 3　　　　　D. 4　　　　　E. 5

3. 判断题

（1）希腊名词不属于拉丁语品词。

（2）希腊名词有5种变格法类型。

（3）希腊名词单数主格有5种常见词尾形式。

（4）希腊名词变格法类型是依据单数主格和单数属格的词尾进行分类的。

4. 将下列词组或句子译成汉语

（1）Ginkgo Semen

（2）Cistanches Herba

（3）Platycodi Radix

（4）Chuangxiong Rhizoma

（5）Syrupus Platycodi

（6）Recipe 100 grammata unguenti scabiei.

（7）Recipe Euryales Seminis 100 grammata（g）.

5. 将下列词组或句子译成拉丁语

（1）芡实（药材名，药用种子）

（2）芦荟浸膏

（3）谷精草（药材名，药用全草）

（4）桔梗（药材名，药用根）

（5）肉苁蓉（药材名，药用全草）

（6）天南星（药材名，药用块茎）

（7）取含漱剂100mL。

（8）取黄柏软膏10g。

第九节　动　词

动词（verbum，缩写为 v.）是表示人的行为和事物状态的一种变化词类，在句中或短语中作谓语。动词是拉丁语语法中最为复杂的一类变化词类，但在医药拉丁语中应用较少，使用形式也较为固定，故此本节只做动词语法简介。

一、动词的一般特征

动词的语法特征主要从以下五方面体现：

1. 语态（genus）

有主动态和被动态等2种形式。

2. 式（modus）

有叙述式、续接式、命令式和不定式等4种形式。

3. 时态（tempus）

有现在时、过去式、将来时、完成时、过去完成时和将来完成时等6种形式。

4. 数（numerus）

有单数和复数等2种形式。

5. 人称（persona）

有第一人称、第二人称和第三人称等3种形式。

此外，动词还有无人称限定的非限定形式，如不定式（infinitivus）、分词（participium）、动名词（gerundium）、动形词（gerundivum）、目的分词（supinum）等。

动词按上述五种特征进行变化称为变位。例如：

Colo flores. 我种花。（主动态、叙述式、现在时、单数、第一人称）

Colimus flores. 我们种花。（主动态、叙述式、现在时、复数、第一人称）

Colimur flores a nobis. 花被我们种了。（被动态、叙述式、现在时、复数、第一人称）

Cole flores. 请你种花。（主动态、命令式、现在时、单数、第二人称）

Colite flores. 请你们种花。（主动态、命令式、现在时、复数、第二人称）

二、动词的词典格式

拉丁语动词的词典格式中有6项内容：①主动态叙述式现在时单数第一人称形式；②主动态叙述式完成时单数第一人称结尾；③目的分词结尾；④主动态不定式现在时结尾；⑤动词缩写；⑥译文。

例如：signo, avi, atum, are, v. 标记

现在一般拉丁语词典或词汇表根据实际应用需要，采用简化形式，只保留①叙述式现在时单数第一人称形式；②主动态不定式现在时结尾；③动词缩写；④译文4部分。

例如：

signo, are, v. 标记　　　　　　　　　　　　sumo, ĕre, v. 服用

misceo, ēre, v. 混合　　　　　　　　　　　bullio, īre, v. 煮沸

三、动词的分类

根据主动态不定式现在时（简称不定式）词尾的不同，拉丁语动词分为4种变位法类型（表2-54），每个动词只能隶属于其中一种。

表 2-54　拉丁语动词的分类

动词类型	词典格式	不定式词尾
第一变位法动词	signo, are, v. 标记 servo, are, v. 保存	–are
第二变位法动词	misceo, ēre, v. 混合 valeo, ēre, v. 健康	–ēre
第三变位法动词	recipio, ĕre, v. 取 diluo, ĕre, v. 稀释	–ĕre
第四变位法动词	deglutio, īre, v. 吞服 bullio, īre, v. 煮沸	–īre

四、动词的变位

拉丁语动词的变位通常遵循以下公式：

$$动词变位形式 = 词干 + 时态后缀 + 人称词尾$$

其中词干有3种形式，分别在不同状态变位时使用：

1. 现在时词干

第一、二、四变位法动词不定式（记载第四部分完整形式）去掉词尾–re 即得；第三变位法动词不定式去掉词尾–ere 即得。用于构成现在时、过去时和将来时等形式。

2. 完成时词干

主动态叙述式过去时（记载第二部分完整形式）去掉词尾–ĭ 即得。用于构成主动态的完成时、过去完成时和将来完成时等形式。

3. 分词词干

目的分词（记载第三部分完整形式）去掉词尾–um 即得。用于构成被动态完成时分词和目的分词等形式。

五、动词命令式

1. 概念

动词命令式在语句中有命令、指使、请求、告诫和吩咐等意义，在句中作谓语，通常只

用主动态现在时单数或复数第二人称形式。医药拉丁语中，通常在医疗处方和制剂处方中使用动词的主动态命令式现在时单数第二人称形式，表示医师请求药剂师发取药物或完成某些动作。

2. 构成

无论哪一种变位法动词，其不定式去掉词尾 –re 即得主动态命令式现在时第二人称单数形式；其后加上 –te（第一、第二、第四变位法动词）或 –ite（第三变位法动词）即得主动态命令式现在时第二人称复数形式。（表2–55）

表 2–55　四种变位法动词命令式的构成

类型	不定式	命令式（单数）	命令式（复数）
第一变位法动词	filtrare（过滤）	filtra（请你过滤）	filtrate（请你们过滤）
第二变位法动词	miscere（混合）	misce（请你混合）	miscete（请你们混合）
第三变位法动词	suměre（服用）	sume（请你服用）	sumeite（请你们服用）
第四变位法动词	nutrire（养育）	nutri（请你养育）	nutrite（请你们养育）

3. 动词命令式应用示例

动词命令式往往放在句首，且首字母大写，其后名词或词组用宾格形式作直接宾语。

Agita syrupum. 振摇糖浆。

Misce ea. 混合它们。

Bulli aquam. 煮沸水。

Lava herbas. 洗药草。

Adde Coptidis Rhizomatem. 加黄连。

六、动词接续式

动词接续式表示请求或间接命令以及应该实现的行为或状态，在句中作谓语。医药拉丁语中，通常用于医师在处方中向调剂人员或调剂人员间接向患者提出药物的处理要求。常用形式有：

1. 主动态接续式现在时第三人称单数或复数，其行为的发出者为句子的主语，表达含义为：让（请）某某人做某事吧。例如：

Signet. 让他标明吧。（主动态、单数）

Misceat. 让他混合吧。（主动态、单数）

Aegrotus **sumat** misturam. 让病人吞服合剂吧。（主动态、单数）

Aegroti **sumant** misturam. 让病人们吞服合剂吧。（主动态、复数）

Solvat Glucosum in Aqua Destillata. 让他把葡萄糖溶解于蒸馏水中吧。（主动态、单数）

2. 被动态接续式现在时第三人称单数或复数，其行为所及的客体为句子的主语，表达含义为：某人或物需要（应该）被怎么处理。例如：

（ut）**fiat** tinctura.（以便）制成酊剂。（被动态、单数）

（ut）**fiant** pilulae.（以便）制成丸剂。（被动态、复数）

Mistura **sumatur**. 合剂需被服用。（被动态、单数）

Glucosum **solvatur** in Aqua Destillata. 葡萄糖被溶解于蒸馏水中。（被动态、单数）

Divide, ut **fiant** pilulae. 为了制成丸剂，请分份。（被动态、复数）

七、动词常用词汇

addo, ĕre, v. 添加

agito, are, v. 振摇

amputo, are, v. 切断

bullio, ire, v. 煮沸

capio, ĕre, v. 服用

claudo, ĕre, v. 关闭

deglutio, ire, v. 吞服

destillo, are, v. 蒸馏

diluo, ĕre, v. 稀释

recipio, ĕre, v. 取

sepono, ĕre, v. 搁置

servo, are, v. 保存

signo, are, v. 标记

divido, ĕre, v. 分开

do, dare, v. 给予

facio, ĕre, v. 制造

filtro, are, v. 滤过

injectio, ĕre, v. 注射

macero, are, v. 浸；泡

misceo, ēre, v. 混合

praeparo, are, v. 配制

pulvero, are, v. 研碎

solvo, ĕre, v. 溶解

sterliso, are, v. 消毒

sumo, ĕre, v. 服用

verto, ĕre, v. 翻转

复习思考题

1. 熟悉动词的一般特征和类型。

2. 动词词典格式包括哪几部分？动词命令式现在时第二人称单数形式如何构成？

3. 单选题

（1）医药拉丁语处方中"Recipe"的形式为

　A. 第二人称主动态命令式　　　　　　　B. 第二人称被动态命令式

　C. 第一人称主动态接续式　　　　　　　D. 第一人称被动态接续式

　E. 第三人称主动态接续式

（2）"混合"的主动态命令式现在时单数第二人称形式应为

　A. misceo　　　B. misce　　　C. miscēre　　　D. miscete　　　E. misc

（3）"添加"的主动态命令式现在时单数第二人称形式应为

　A. add　　　B. addo　　　C. adde　　　D. addĕre　　　E. ad

（4）Divide in partes aequales, ut fiant pilulae. 中 fiant 用的是

　A. 主动态命令式单数　　　　　　　　　B. 被动态命令式单数

　C. 主动态接续式单数　　　　　　　　　D. 被动态接续式复数

　E. 主动态命令式复数

（5）Misce, ut fiat tinctura. 中 fiat 用的是

　A. 主动态命令式单数　　　　　　　　　B. 被动态命令式单数

　C. 主动态接续式复数　　　　　　　　　D. 被动态接续式复数

　E. 被动态接续式单数

第十节　常用不变化词类

一、前置词

（一）概述

前置词（praepositio，缩写为 praep.），亦称介词，属于不变化词类，无性属、数、格等变化特征，但要求其后名词使用指定格的形式；置于宾格或夺格名词及代词前，组成前置词短语，共同在句中作宾格、状语、定语或补语。

（二）词典格式

前置词的词典格式中有4项内容，依次为词形、前置词缩写（可省略）、要求名词的格及译文。例如：

cum, praep. abl. 与；同；和

ante, praep. acc. 在……前；在……先

（三）分类及常用词汇

前置词可根据要求其后名词格的形式分为3类：

1. 要求宾格名词的前置词

ad, praep. acc. 至；在……之内；用于	ante, praep. acc. 在……之前
apud, praep. acc. 按照，放	circa, praep. acc. 大约
contra, praep. acc. 抗，治，反对	extra, praep. acc. 外面
infra, praep. acc. 在……下	inter, praep. acc. 在……之内
ob, praep. acc. 因为	per, praep. acc. 经过，每，由
post, praep. acc. 在……后	praeter, praep. acc. 除……外
prope, praep. acc. 近	

2. 要求夺格名词的前置词

a, praep. abl. 以，从，被	ab, praep. abl. 以，从，被
cum, praep. abl. 用，含，带	de, praep. abl. 关于
e, praep. abl. 从，出自	ex, praep. abl. 从；出自
prae, praep. abl. 前面	pro, praep. abl. 为了，作为，代替
sine, praep. abl. 无，不含	

3. 要求宾格或夺格名词的前置词

in, praep. acc. 向……里（表示动态）	in, praep. abl. 在……之内（表示静态）
super, praep. acc. 上面	super, praep. abl. 在……之上

（四）前置词应用示例

医药拉丁语中的前置词一般小写。

ante cibos 饭前	**pro** usu externo 外用

post cibos 饭后

ante meridiem 上午

post meridiem 下午

ad usum externum 外用

ad usum internum 内服

fructus **sine** flore 无花果

Aqua **pro** Injectione 注射用水

Adde aquam **ad** 1000 millilitros（mL.）. 加水至1000mL。

Bambusae Caulis **in** Taenia 竹茹（药材名）

Uncariae Ramulus **cum** Uncis 钩藤（药材名）

pro usu interno 内服

per sex dies 每6天

contra tussim 止咳

contra vira 抗病毒

sine spina 无刺

planta **cum** floris 有花植物

二、连接词

（一）概述

连接词（conjunctio，缩写为conj.），属于不变化词类，用来连接词、词组、短语或句子，只表达"和""或""但""以"等连接关系和意义，对被连接的部分无语法要求和限定。

（二）词典格式

连接词的词典格式中有3项内容，依次为词形、连接词缩写（可省略）和译文。例如：

et, conj. 和，与，及　　　　　　　　　　　　seu, conj. 或，即

（三）分类

根据拉丁语连接词使用的具体情况，分为并列连接词与从属连接词2类。

1. 并列连接词

又称对等连接词，主要用来连接平行关系的词、词组、短语或句子，被连接的部分语法特征一致。例如：

ruber **et** niger 红与黑（连接形容词）

radix **seu** rhizome 根或根茎（连接名词）

2. 从属连接词

主要用来连接有从属关系的词、词组、短语或句子。例如：

Bene misce, **ut** fiat mistura. 均匀混合，以便制成合剂。

Agitet **si** opus sit. 必要时振摇。

（四）连接词常用词汇

et, conj. 和，与，及

seu, conj. 或，即

ut, conj. 为了；以便

sed, conj. 但是，然而

si, conj. 若是，如果

vel, conj. 或者

（五）连接词应用示例

连接词一般在词组或句子中小写。

1. ramulis hornotinis **et** paniculis. 具有当年生的小枝和圆锥花序。

2. folia anguste **vel** late elliptica. 叶狭或宽椭圆形。

3. Arisaema **cum** Bile 胆南星（药材名）

三、副词

（一）概述

副词（adverbium，缩写为adv.），属于不变化词类，主要用于修饰动词、形容词、副词等，在句中或短语中作状语。副词在语序位置上比较灵活，可置于所修饰词的前面或后面。

（二）词典格式

副词的词典格式中有3项内容，依次为词形、词类缩写（可省略）和译文。例如：

statim, adv. 立即

（三）副词常用词汇

ana, adv. 各　　　　　　　　　　mane, adv. 早晨

bene, adv. 好好地　　　　　　　　multe, adv. 多地

bis, adv. 2次　　　　　　　　　　pure, adv. 纯地

cito, adv. 快快地　　　　　　　　quarter, adv. 4次

difficile, adv. 困难地　　　　　　satis, adv. 足够地

facile, adv. 容易地　　　　　　　semel, adv. 1次

frequenter, adv. 常常地　　　　　semper, adv. 经常

lente, adv. 慢慢地　　　　　　　　statim, adv. 立即

nocte, adv. 夜间　　　　　　　　　ter, adv. 3次

non, adv. 不

（四）副词应用示例

1. 修饰动词

misce **cito** 迅速混合　　　　　　filtra **lente** 慢慢地过滤

da **satis** 足够给予　　　　　　　tere **statim** 立即粉碎

misce **bene** 混合均匀　　　　　　agita **semper** 经常振摇

signa **bene** 明确标记　　　　　　degluti **bis** 两次吞服

adde **non** 不加　　　　　　　　　solve **tandem** 最后溶解

Da **cito** 尽快给予

2. 修饰形容词

facile volatilis 容易挥发的　　　somnifer **facile** 易催眠的

facile fluidus 易流动的　　　　　**difficile** digestivus 难消化的

pure albus 纯白色的

3. 修饰副词

mane quaque 每天早晨　　　　　**tandem** semel 最后一次

复习思考题

1. 单选题

（1）以下属于不变化词类的是

A. 动词　　　　B. 连接词　　　　C. 希腊名词　　D. 不变格名词　　E. 数词

（2）以下属于不变化词类的是

A. 名词　　　　B. 形容词　　　　C. 动词　　　　D. 代词　　　　E. 前置词

（3）以下属于实词的是

A. 连接词　　　B. 感叹词　　　　C. 前置词　　　D. 副词　　　　E. 语气词

（4）ante（在……之前）要求其后的名词使用的格是

A. 主格　　　　B. 属格　　　　　C. 宾格　　　　D. 与格　　　　E. 夺格

（5）post（在……之后）要求其后的名词使用的格是

A. 呼格　　　　B. 与格　　　　　C. 夺格　　　　D. 属格　　　　E. 宾格

（6）pro（为了，作为，代替）要求其后的名词使用的格是

A. 主格　　　　B. 宾格　　　　　C. 属格　　　　D. 夺格　　　　E. 以上都不对

2. 判断题

（1）et, conj.（和，与，及）属于连接词，且要求其后的名词使用宾格形式。

（2）cum, praep.（用，含，带）属于前置词，且要求其后的名词使用宾格形式。

（3）ante cibos 和 ante cibum 均表示"饭后"的意思，前者为复数形式，后者为单数形式。

（4）不变化词类因书写形式不发生变化，所以和句中或词组中其他词没有语法关联。

3. 翻译下列内容，找出动词、前置词、连接词、副词，并指出与前置词连用名词的格。

（1）pro usu externo

（2）Mistura contra Tussim

（3）alcohol sine aqua

（4）mistura sine ephedris

（5）Rhei Radix et Rhizoma

（6）Bene misce, ut fiat mistura.

（7）signa bene.

（8）pure albus

4. 将下列词组或句子译成拉丁语。

（1）含有树脂

（2）作为丸剂

（3）无刺

（4）天麻或杜仲

（5）根和根茎

（6）带叶的茎

（7）在酊剂内

（8）均匀混合，（以便）制成复方天麻胶囊。

扫一扫，查阅本
章数字资源，含
PPT、音视频、
图片等

第一节 生物的命名

一、生物命名概述

（一）生物分类等级

自然界生物种类繁多，科学记述的有140余万种，分布十分广泛。人们在长期的社会实践中不断对它们进行识别、命名，并将其分门别类地加以应用，由此产生了生物分类等级。生物各个分类单位的等级是按其从属关系排列起来的，形成分类阶层（hierarchy）。生物分类等级是表示每一种生物系统地位和归属，表示生物间形态结构的类似程度、亲缘关系的远近。现在通常使用七阶分类法，即七个主要分类等级（又称阶元）包括界、门、纲、目、科、属、种（见表3-1）。生物分类的各级分类等级中，种（物种）是最基本的单位，指具有一定自然分布区和一定的生理、形态特征，并具有稳定遗传性质的个体类群。近缘的种归合为属，近缘的属归合为科，科隶于目，依次类推。随着研究的深入和应用的需要，分类层次不断增加，单元上下可以附加次级单元，如总纲（超纲）、亚纲、总目（超目）、亚目、亚科、亚属等。种以下分类单位有亚种、变种和变型。医药学中较常用的分类单位是科、属和种。

表 3-1 生物分类阶元的英文、拉丁文对照

中文	英文	拉丁文
界	Kingdom	Regnun
门	Division	Divisio（Phylum）
纲	Class	Classis
目	Order	Ordo
科	Family	Familia
属	Genus	Genus
种	Species	Species

生物分类的各级单位通常均用拉丁词表示，其词尾有很强的规律性。在各分类单位中，"门"的拉丁名词尾一般加 –phyta；"纲"的拉丁名词尾一般加 –opsida 或 –eae；"目"的拉丁名词尾一般加 –ales；"科"的拉丁名词尾一般加 –aceae 或 –idae。

（二）生物命名

世界上的生物多种多样，每种生物都有其自己的名称。由于世界各国的语言和文字不同，同一种生物都各有其习用的名称，即使同一国家甚至同一地区也常有不同的习惯名称，极易产生同名异物或同物异名的混乱现象，给国家间、地区间的科学普及和科技交流带来很大的障碍。为此，生物学家在很早以前就对创立世界通用的生物命名法进行探索，提出了许多命名方法，但由于不太科学，没有被广泛应用。直到1753年，瑞典著名博物学家林奈（Carl von Linnaeus，1707—1778）在其《植物种志》（*Species Plantarum*）中提出了植物、动物命名的双名法，生物分类才有了科学的命名方法。在此基础上，国际有关学会和组织相继制定了国际生物命名法规，旨在为生物分类学家提供生物命名的统一原则和处理方法，在国际上取得一致，保证生物名称具有准确性、稳定性和普遍性。

二、生物科名的命名

（一）植物的科名

植物的科是由相近的属组合而成，大多数植物科名是由该科中的一个模式属名（人们选定的最早知道的或最具有典型特征的属）的词干加词尾 –aceae 而构成，书写格式为首字母大写、正体。其实，科名拉丁语完整形式是由一个形容词以复数主格形式修饰名词plantae（植物）构成的同格定语词组，但为了使用方便且简明，通常省略plantae，而约定将同格定语名词化直接作为科名使用。例如：

Pinaceae　　　　　　　　松科，模式属为松属（*Pinus*）

Liliaceae　　　　　　　　百合科，模式属为百合属（*Lilium*）

Magnoliaceae　　　　　　木兰科，模式属为木兰属（*Magnolia*）

Polygonaceae　　　　　　蓼科，模式属为蓼属（*Poligonum*）

被子植物中有少数科的种类多，分布广，研究深入，其科的拉丁名在《国际植物命名法规》公布之前早已被学界熟知并广泛应用，尽管这些科的传统拉丁名不是以 –aceae 结尾，但仍被植物工作者所默认，成为保留科名。而这些科按照《国际植物命名法规》命名的规范科名拉丁语也同时使用。8个科的保留名与规范科名见表3-2。

表3-2　8个科的保留名与规范科名对照

科名	保留拉丁科名	规范拉丁科名	模式属中文名及拉丁名
菊科	Compositae	Asteraceae	紫菀属 *Aster*
十字花科	Cruciferae	Brassicaceae	芸薹属 *Brassica*
禾本科	Gramineae	Poaceae	早熟禾属 *Poa*
藤黄科	Guttiferae	Clusiaceae	克鲁希亚属 *Clusia*
豆科	Leguminosae	Fabaceae	蚕豆属 *Faba*
唇形科	Labiatae	Lamiaceae	野芝麻属 *Lamium*
棕榈科	Palmae	Arecaceae	槟榔属 *Areca*
伞形科	Umbelliferae	Apiaceae	芹属 *Apium*

（二）动物的科名

动物科名的拉丁语命名和植物科名一样，都是由近似的属集合而成。也是一个作名词用的复数主格阴性形容词，由该科内某一属（模式属）名的词干添加词尾–idae而构成。例如：

Bufonidae	蟾蜍科，模式属为蟾蜍属（*Bufo*）
Moschidae	麝科，模式属为麝属（*Moschus*）
Cervidae	鹿科，模式属为鹿属（*Cervus*）
Bovidae	牛科，模式属为牛属（*Bos*）

三、生物学名的命名

自然界的生物多种多样，为便于国家间、地区间的科学普及和科技交流，国际有关学会和组织明确将以拉丁语命名的生物名作为国际通用名称，每一种生物都有一个独有的、严谨而简明的、国际统一的科学名称，即学名（nomen scientificum），可避免同名异物和同物异名的混乱现象，有利于科学技术的统一与交流。

（一）植物的学名

根据《国际植物命名法规》（International Code of Botanical Nomenclature, ICBN）的规定，植物学名必须使用拉丁文或其他文字加以拉丁化来书写，命名采用瑞典博物学家林奈所倡导的"双名法"（binominal nomenclature），即每种植物的学名由属名和种加词构成的拉丁文双名组成。通常为了引证和核查，还应附上首次合格发表该名称的命名人姓名。所以，一种植物完整的学名实际包括属名、种加词和命名人三部分，书写时属名和种加词斜体，命名人正体。其基本格式为：

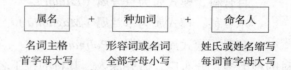

属名	+	种加词	+	命名人
名词主格 首字母大写		形容词或名词 全部字母小写		姓氏或姓名缩写 每词首字母大写

例如：黄连的植物名是 *Coptis chinensis* Franch.，其中，*Coptis* 为黄连属的属名，*chinensis*（中国的）为种加词，Franch. 系命名人Franchet的缩写。

1. 植物属名的构成

植物属名是植物学名的主体，是科级名称和所含化学成分命名构成的基础，在查阅植物学名时最常用。属名常用名词单数主格，可以取自任一词源，也可用绝对任意的方式构成；若所表示的植物为木本植物，无论其属名如何构成，均作阴性词对待；属名首字母大写，斜体。常见的属名来源有：

（1）来自古代神话传说

Atropa	颠茄属	来自传说中古罗马的三个命运女神之一的atropos。
Paeonia	芍药属	来自希腊神话中的神医Paeon。

（2）来自古典拉丁名

Morus	桑属	来自古拉丁语的桑树原名。
Malus	苹果属	来自古拉丁语的苹果树原名。

（3）来自地名

Hainania	海南椴属	来自中国地名海南省。

Araucaria　　南洋杉属　来自智利地名 Arauco。

（4）来自地方俗名

Litchi　　荔枝属　来自中国广东的荔枝名。

Ginkgo　　银杏属　来自汉语银杏的别名"金果"。

（5）来自植物的形态特征

Platycodon　桔梗属　来自希腊语platys + kodon，意为"宽阔的钟"，指该属植物具有阔钟形的花。

Rubus　　悬钩子属　来自拉丁语ruber，意为"红色的"，指该属植物成熟果实为红色。

（6）来自植物的生长环境

Dendrobium　石斛属　来自希腊语dendron + bion，意为"树上生活"，指该属植物附生于树上。

Hygrophila　水蓑衣属　来自希腊语hygros + philos，意为"喜潮湿"，指该属植物喜生于潮湿地。

（7）来自植物的性味功能

Glycyrrhiza　甘草属　来自希腊语glykys+rhiza，意为"甜根"，指该属植物的根具有甜味。

Sanguisorba　地榆属　来自拉丁语sanguis + sorba（吸收），意指该属某些植物具有止血的功效。

（8）来自人名

Dioscorea　薯蓣属　来自1世纪希腊药物学家 Pedanios Dioscorides。

Magnolia　木兰属　来自法国植物学家 Pierre Magnol。

2. 植物种加词的构成

种加词又称种区别词，是某种植物的"标志"。种加词可用主格名词，作属名的同位语；可用属格名词，作属名的定语；但最常用的是形容词，需与属名的性、数、格一致，作属名的定语。种加词置于属名后面，一律小写，斜体。种加词可以取自任何来源，也可以任意构成。常见的种加词来源有：

（1）用主格名词

　　*Atropa **belladonna*** L.　颠茄　　　　　　*Prunus **persica***（L.）Batsch　桃

（2）用属格名词（常用于纪念人名或地名）

　　*Rubus **chingii*** Hu　掌叶覆盆子　种加词系纪念中国植物学家秦仁昌先生。

　　*Mahonia **fortunei***（Lindl.）Fedde　十大功劳　种加词系纪念英国植物学家 Robert Fortune。

（3）用形容词：种加词为形容词，必须在语法上与属名保持性、数、格一致，所以一般使用单数主格，形容词的性属与属名相同。例如：

　　*Cuscuta **japonica*** Choisy　大菟丝子　　　*Hypericum **japonicum*** Thunb.　地耳草

　　*Chloranthus **japonicus*** Sieb.　银线草

形容词作种加词常表示一定含义：

①表示形态特征

　　*Polygonum **multiflorum*** Thunb.　　何首乌　种加词意为"多花的"，指该植物的花小而多。

　　*Pinellia **ternata***（Thunb.）Breit.　半夏　种加词意为"三出的"，指该植物的叶裂成3小叶。

②表示用途

　　*Papaver **somniferum*** L.　　　　　　罂粟　种加词意为"催眠的"，指该植物具有麻醉作用。

      *Magnolia **officinalis*** Rehd. et Wils.　　　厚朴　种加词意为"药用的"，指该植物可供药用。

③表示生长环境

      *Euphorbia **humifusa*** Willd.　　　地锦草　种加词意为"匍匐地面的"，指该植物卧地而生。

      *Glehnia **littoralis*** F. Schmidt et Miq.　　　珊瑚菜　种加词意为"海滨生的"，指该植物生于海边。

④表示地名

      *Glycyrrhiza **uralensis*** Fisch.　　　甘草　种加词意为"乌拉尔山的"。

      *Lycium **chinense*** Mill.　　　枸杞　种加词意为"中国的"。

      *Coptis **omeiensis*** (Chen) C. Y.Cheng　　　峨眉野连　种加词意为"产于峨眉的……"。

⑤表示人名

      *Ilex **wuana*** T.R. Dudley　　　征镒冬青　种加词系纪念中国植物学家吴征镒先生。

      *Photinia **chingiana*** Hand.–Mazz.　　　秦氏石楠　种加词系纪念中国植物学家秦仁昌先生。

⑥表示产地

      *Fritillaria **taipaiensis*** P.Y.Li　　　太白贝母　种加词意为"产于太白山的……"。

      *Uncaria **sinensis***（Oliv.）Havil.　　　华钩藤　种加词意为"产于中国的"。

      *Scrophularia **ningpoensis*** Hemsl　　　玄参　种加词意为"产于宁波的"。

⑦表示颜色

      *Sophora **flavescens*** Ait.　　　苦参　种加词意为"成为黄色"。

      *Chenopodium **album*** L.　　　藜　种加词意为"白的"。

3. 植物的命名人

在种加词后为该植物命名的人名。根据植物命名法规，命名人除极为简短的外，均应采用缩写形式。命名人的姓氏一律要拉丁化，中国人名用汉语拼音。

（1）中国命名人的姓氏多为单音节词，比较简短，一般不缩写。例如：

    Ching（秦仁昌）　　　　Hsiao（肖培根）　　　　Hu（胡先啸）

中国命名者的姓放在后面，不缩写，名放在前面，用缩写形式。1979年以后发表新学名的中国命名者，一律采用汉语拼音。命名人名词首字母大写。例如：

    吴征镒（Wu zheng–yi）缩写为C. Y. Wu

    王文采（WangWen–tsai）缩写为W. T. Wang

    诚静容（Cheng Jing–rong）缩写为C. Y. Cheng

（2）命名人的姓名如果较长，可缩写，缩写后要在右下角加一个黑点。缩写方法有：

①字首有两个以上辅音时，可将辅音字母保留，其余字母省略。例如：

    Blume→Bl.　　　　　　　　　　　　　　　　Brown→Br.

②两个音节者：一般缩写到第二个元音字母之前。例如：

    Thunberg→Thunb.

③三个音节者：一般缩写到第三个元音字母之前。例如：

    Maximowicz→Maxim.

④命名人若为双姓，均取第一音节，加后续辅音，词尾加黑点。例如：

    Handel–Mazzetti→Hand.–Mazz.

⑤命名人缩写的习惯写法应予保留。例如：

    Linnaeus→Linn. 或 L.

（3）当某一植物学名由两位著者共同发表，则这两位著者姓名都要引证，用拉丁语连接词et

（和）连接。当由两个以上命名人共同完成时，则在第一命名人后加上 et al.。例如：

 Magnolia officinalis Rehd. et Wils.　厚朴

 Streptomyces rimosus Sobin et al.　龟裂链霉素

（4）某一学名由最初命名人命名，但未发表或未作合格发表，后来作合格发表者采用了该学名，在引证时根据需要，可在合格发表的作者名前，插入最初命名人名，并在其后附 ex（自、从），表示后者根据前者。例如：

 Bupleurum marginatum Wall. ex DC.　膜缘柴胡

 Ephedra intermedia Schenk ex C. A. Mey.　中麻黄

（5）某一学名系重新组合，在引证时将原命名人名加圆括号放在前面，重新组合的命名人名放在后面。例如：

 Angelica sinensis（Oliv.）Diels　当归

 Codonopsis pilosula（Franch.）Nannf.　党参

（6）如父子或父女都成为植物学家，并且都已发表了新分类群时，则在其姓氏后面加"f."（filius 儿子）或"fil."（filia 女儿），以与父亲区别。例如：

 Aster tataricus L. f.　紫菀（命名人系林奈的儿子）

 Zygophyllum sinkiangense Liou fil.　新疆霸王（命名人系刘慎谔的女儿）

4. 种以下分类单位名称的构成

种以下分类单位名称用三个字表示，即三名法，直接在种名后加上种以下单位加词。

（1）亚种（subspecies，缩写为 ssp.）名基本格式：

原种学名 + ssp. + 亚种加词 + 亚种命名人名

亚种种加词的来源同种加词，一律小写。例如：

 Pyrola rotundifolia L. ssp. *chinensis* H. Andces.　鹿蹄草

 Viola philippica Cav. ssp. *munda* W. Beck.　紫花地丁

（2）变种（varietas，缩写为 var.）名基本格式：

原种学名 + var. + 变种加词 + 变种命名人名

例如：

 Astragalus membranaceus（Fisch.）Bunge. var. *mongolicus*（Bunge.）P. K. Hsiao　蒙古黄芪

 Crataegus pinnatifida Bge. var. *major* N. E. Br.　山里红

（3）变型（forma，缩写为 f.）名基本格式：

原种学名 + f. + 变型加词 + 变型命名人名

例如：

 Angelica pubescens Maxim. f. *biserrata* Shan et Yuan　重齿毛当归

 Rosa laevigata Michx. f. *semiplena* Yii et Ku　重瓣金樱子

5. 栽培植物名称的构成

栽培植物的基本分类单位是品种（cultivar 或 cv.），栽培植物的命名（名称）遵循《国际栽培植物命名法规》（International Code of Nomenclature for Cultivated Plants，简称 ICNCP）的有关栽培植物品种加词的构成和使用。

栽培品种的全名由它们隶属的分类等级的拉丁学名加上品种加词构成，品种加词首字母大写，正体书写，外加单引号，后面不加命名人名。例如：

茶枝柑（广陈皮）Citrus reticulata 'Chachi' 为橘 Citrus reticulata Blanco 的栽培品种。

江香薷 *Mosla chinensis* 'Jiangxiangru' 为石香薷 *Mosla chinensis* Maxim. 的栽培品种。

（二）动物的学名

动物学名的构成与植物学名相似，也采用双名法，即由属名和种加词构成。例如：

Cervus nippon Temminck　梅花鹿　　　　*Buthus martensii* Karsch　东亚钳蝎

Whitmania pigra Whitman　蚂蟥　　　　*Trionyx sinensis* Wiegmann　鳖

动物学名的构成有些不同于植物学名，主要有以下几种情况：

1. 改变属名后重新组合的动物学名，只保留原命名人名，并用括号括起，而重新组合人名不写。例如：

Chinemys reevesii（Gray）　乌龟　　　　*Zaocys dhumnades*（Cantor）　乌梢蛇

2. 如为亚种，采用三名法，即亚种加词置于种加词和命名人名之间，省略亚种缩写符号 ssp.。例如：

Scolo pendra subspinipes mutilans L.Koch　少棘巨蜈蚣

Rana temporaria chensinensis David　中国林蛙　*Gallus gallus domesticus* Brisson　鸡

3. 动物学名属名和种加词可完全相同（即重名），这在植物学名中是不允许的。例如：

Bufo bufo gargarizans Cantor　中华大蟾蜍　　*Naja naja*（Linnaeus）　眼镜蛇

4. 过去的文献中，有将动物学名的亚属名外加圆括号置于属名和种加词之间，以表示属于某一亚属的动物学名。亚属名首字母大写。但现在的动物学名一般可不写亚属名。例如：

Potamon（*Potamon*）*yunnanensis*　云南溪蟹

Chimemys（*Geoclemys*）*reevesii*（Gray）　乌龟

四、常用药用植物科名

Acanthaceae　爵床科

Alismataceae　泽泻科

Amaranthaceae　苋科

Apiaceae，Umbelliferae　伞形科

Apocynaceae　夹竹桃科

Araceae　天南星科

Araliaceae　五加科

Aristolochiaceae　马兜铃科

Asclepiadaceae　萝藦科

Asteraceae，Compositae　菊科

Berberidaceae　小檗科

Boraginaceae　紫草科

Brassicaceae，Cruciferae　十字花科

Campanulaceae　桔梗科

Caprifoliaceae　忍冬科

Caryophyllaceae　石竹科

Celastraceae　卫矛科

Chloranthaceae　金粟兰科

Convolvulaceae　旋花科

Crassulaceae　景天科

Cucurbitaceae　葫芦科

Dioscoreaceae　薯蓣科

Dryopteridaceae　鳞毛蕨科

Ephedraceae　麻黄科

Ericaceae　杜鹃花科

Eucommiaceae　杜仲科

Euphorbiaceae　大戟科

Gentianaceae　龙胆科

Ginkgoaceae　银杏科

Gramineae，Poaceae　禾本科

Iridaceae　鸢尾科

Labiatae，Lamiaceae　唇形科

Lauraceae　樟科

Leguminosae，Fabaceae　豆科

Liliaceae　百合科

Lycopodiaceae　石松科

Lygodiaceae　海金沙科
Magnoliaceae　木兰科
Malvaceae　锦葵科
Meliaceae　楝科
Menispermaceae　防己科
Moraceae　桑科
Myrsinaceae　紫金牛科
Myrtaceae　桃金娘科
Nymphaeaceae　睡莲科
Oleaceae　木犀科
Orchidaceae　兰科
Orobanchaceae　列当科
Paeoniaceae　芍药科
Palmae，Arecaceae　棕榈科
Papaveraceae　罂粟科
Pinaceae　松科
Piperaceae　胡椒科
Polypodiaceae　水龙骨科
Ranunculaceae　毛茛科

Rhamnaceae　鼠李科
Rosaceae　蔷薇科
Rubiaceae　茜草科
Rutaceae　芸香科
Sapindaceae　无患子科
Saxifragaceae　虎耳草科
Schisandraceae　五味子科
Scrophulariaceae　玄参科
Selaginellaceae　卷柏科
Solanaceae　茄科
Stemonaceae　百部科
Taxaceae　红豆杉科
Thymelaeaceae　瑞香科
Typhaceae　香蒲科
Valerianaceae　败酱科
Verbenaceae　马鞭草科
Vitaceae　葡萄科
Zingiberaceae　姜科

五、常用药用植、动物学名

（一）药用植物学名（《中国药典》2020年版）

Abutilon theophrasti Medic.	苘麻
Acacia catechu（L. f.）Willd.	儿茶
Acanthopanax gracilistylus W. W. Smith	细柱五加
Acanthopanax senticosus（Rupr. et Maxim.）Harms	刺五加
Achyranthes bidentata Bl.	牛膝
Aconitum carmichaelii Debx.	乌头
Aconitum kusnezoffii Reichb.	北乌头
Acorus tatarinowii Schott	石菖蒲
Adenophora stricta Miq.	沙参
Adenophora tetraphylla（Thunb.）Fisch.	轮叶沙参
Agastache rugosa（Fisch. et Mey.）O. Ktze.	藿香
Agrimonia pilosa Ledeb.	龙芽草
Albizia julibrissin Durazz.	合欢
Alisma orientale（Sam.）Juzep.	东方泽泻

Aloe barbadensis Miller	库拉索芦荟
Alpinia katsumadai Hayata	草豆蔻
Alpinia officinarum Hance	高良姜
Alpinia oxyphylla Miq.	益智
Amomum compactum Soland ex Maton	爪哇白豆蔻
Amomum kravanh Pierre ex Gagnep.	白豆蔻
Amomum longiligulare T. L. Wu	海南砂
Amomum tsao-ko Crevost et Lemaire	草果
Amomum villosum Lour.	阳春砂
Amomum villosum Lour. var. *xanthioides* T. L. Wu et Senjen	绿壳砂
Andrographis paniculata（Burm. f.）Nees	穿心莲
Anemarrhena asphodeloides Bge.	知母
Angelica dahurica（Fisch. ex Hoffm.）Benth. et Hook. f.	白芷
Angelica dahurica（Fisch. ex Hoffm.）Benth. et Hook. f. var. *formosana*（Boiss.）Shan et Yuan	杭白芷
Angelica pubescens Maxim. f. *biserrata* Shan et Yuan	重齿毛当归
Angelica sinensis（Oliv.）Diels	当归
Aquilaria sinensis（Lour.）Gilg	白木香
Areca catechu L.	槟榔
Arisaema amurense Maxim.	东北天南星
Arisaema erubescens（Wall.）Schott	天南星
Arisaema heterophyllum Bl.	异叶天南星
Aristolochia contorta Bge.	北马兜铃
Aristolochia debilis Sieb. et Zucc.	马兜铃
Arnebia euchroma（Royle）Johnst.	新疆紫草
Arnebia guttata Bunge	内蒙紫草
Artemisia annua L.	黄花蒿
Artemisia argyi Lévl. et Vant.	艾
Artemisia capillaris Thunb.	茵陈蒿
Artemisia scoparia Waldst. et Kit.	滨蒿
Asarum heterotropoides Fr. Schmidt var. *mandshuricum*（Maxim.）Kitag.	北细辛
Asarum sieboldii Miq.	华细辛
Asarum sieboldii Miq. var. *seoulense* Nakai	汉城细辛
Asparagus cochinchinensis（Lour.）Merr.	天冬
Aster tataricus L. f.	紫菀
Astragalus complanatus R. Br.	扁茎黄芪

Astragalus membranaceus（Fisch.）Bge.　　　　　　　　膜荚黄芪

Atractylodes chinensis（DC.）Koidz.　　　　　　　　北苍术

Atractylodes lancea（Thunb.）DC.　　　　　　　　茅苍术

Atractylodes macrocephala Koidz.　　　　　　　　白术

Atropa belladonna L.　　　　　　　　颠茄

Aucklandia lappa Decne.　　　　　　　　木香

Baphicacanthus cusia（Nees）Bremek.　　　　　　　　马蓝

Belamcanda chinensis（L.）DC.　　　　　　　　射干

Bletilla striata（Thunb.）Reichb. f.　　　　　　　　白及

Brucea javanica（L.）Merr.　　　　　　　　鸦胆子

Buddleja officinalis Maxim.　　　　　　　　密蒙花

Bupleurum chinense DC.　　　　　　　　柴胡

Bupleurum scorzonerifolium Willd.　　　　　　　　狭叶柴胡

Caesalpinia sappan L.　　　　　　　　苏木

Cannabis sativa L.　　　　　　　　大麻

Carpesium abrotanoides L.　　　　　　　　天名精

Carthamus tinctorius L.　　　　　　　　红花

Cassia acutifolia Delile　　　　　　　　尖叶番泻

Cassia angustifolia Vahl　　　　　　　　狭叶番泻

Cassia obtusifolia L.　　　　　　　　钝叶决明

Cassia tora L.　　　　　　　　决明

Chaenomeles speciosa（Sweet）Nakai　　　　　　　　贴梗海棠

Changium smyrnioides Wolff　　　　　　　　明党参

Chrysanthemum indicum L.　　　　　　　　野菊

Chrysanthemum morifolium Ramat.　　　　　　　　菊

Cibotium barometz（L.）J. Sm.　　　　　　　　金毛狗脊

Cimicifuga dahurica（Turcz.）Maxim.　　　　　　　　兴安升麻

Cimicifuga foetida L.　　　　　　　　升麻

Cimicifuga heracleifolia Kom.　　　　　　　　大三叶升麻

Cinnamomum camphora（L.）Presl　　　　　　　　樟

Cinnamomum cassia Presl　　　　　　　　肉桂

Cistanche deserticola Y. C. Ma　　　　　　　　肉苁蓉

Citrus aurantium ‘Daidai’　　　　　　　　代代花

Citrus aurantium ‘Huangpi’　　　　　　　　黄皮酸橙

Citrus aurantium L.　　　　　　　　酸橙

Citrus medica L. var. *sarcodactylis* Swingle　　　　　　　　佛手

Citrus reticulata Blanco	橘
Citrus reticulata 'Chachi'	茶枝柑
Clematis armandii Franch.	小木通
Clematis chinensis Osbeck	威灵仙
Clematis hexapetala Pall.	棉团铁线莲
Clematis manshurica Rupr.	东北铁线莲
Cnidium monnieri（L.）Cuss.	蛇床
Codonopsis pilosula Nannf. var. *modesta*（Nannf.）L. T. Shen	素花党参
Codonopsis pilosula（Franch.）Nannf.	党参
Codonopsis tangshen Oliv.	川党参
Coix lacryma-jobi L. var. *ma-yuen*（Roman.）Stapf	薏米
Coptis chinensis Franch.	黄连
Coptis deltoidea C. Y. Cheng et Hsiao	三角叶黄连
Coptis teeta Wall.	云连
Cordyceps sinensis（BerK.）Sacc.	冬虫夏草菌
Cornus officinalis Sieb. et Zucc.	山茱萸
Corydalis yanhusuo W. T. Wang	延胡索
Crataegus pinnatifida Bge.	山楂
Crataegus pinnatifida Bge. var. *major* N. E. Br.	山里红
Crocus sativus L.	番红花
Croton tiglium L.	巴豆
Curcuma kwangsiensis S. G. Lee et C. F. Liang	广西莪术
Curcuma longa L.	姜黄
Curcuma phaeocaulis Val.	蓬莪术
Curcuma wenyujin Y. H. Chen et C. Ling	温郁金
Cuscuta chinensis Lam.	菟丝子
Cyathula officinalis Kuan	川牛膝
Cynanchum atratum Bge.	白薇
Cynanchum glaucescens（Decne.）Hand. – Mazz.	芫花叶白前
Cynanchum paniculatum（Bge.）Kitag.	徐长卿
Daphne genkwa Sieb. et Zucc.	芫花
Datura metel L.	白花曼陀罗
Daucus carota L.	野胡萝卜
Dendrobium nobile Lindl.	金钗石斛
Dendrobium officinale Kimura et Migo	铁皮石斛
Desmodium styracifolium（Osb.）Merr.	广金钱草

Dianthus chinensis L.   石竹

Dianthus superbus L.   瞿麦

Dichroa febrifuga Lour.   常山

Dictamnus dasycarpus Turcz.   白鲜

Dimocarpus longan Lour.   龙眼

Dioscorea nipponica Makino   穿龙薯蓣

Dioscorea opposita Thunb.   薯蓣

Dipsacus asper Wall. ex Henny   川续断

Dryopteris crassirhizoma Nakai   粗茎鳞毛蕨

Ecklonia kurome Okam.   昆布

Ephedra equisetina Bge.   木贼麻黄

Ephedra intermedia Schrenk et C. A. Mey.   中麻黄

Ephedra sinica Stapf   草麻黄

Epimedium brevicornu Maxim.   淫羊藿

Equisetum hyemale L.   木贼

Eriobotrya japonica (Thunb.) Lindl.   枇杷

Eucommia ulmoides Oliv.   杜仲

Eugenia caryophyllata Thunb.   丁香

Eupatorium fortunei Turcz.   佩兰

Euphorbia kansui T. N. Liou ex T. P. Wang   甘遂

Euphorbia pekinensis Rupr.   大戟

Ferula sinkiangensis K. M. Shen   新疆阿魏

Euodia rutaecarpa (Juss.) Benth.   吴茱萸

Foeniculum vulgare Mill.   茴香

Forsythia suspensa (Thunb.) Vahl   连翘

Fraxinus chinensis Roxb.   白蜡树

Fritillaria cirrhosa D. Don   川贝母

Fritillaria delavayi Franch.   梭砂贝母

Fritillaria hupehensis Hsiao et K. C. Hsia   湖北贝母

Fritillaria thunbergii Miq.   浙贝母

Fritillaria unibracteata Hsiao et K. C. Hsia   暗紫贝母

Ganoderma lucidum (Leyss. ex Fr.) Karst.   赤芝

Ganoderma sinense Zhao. Xu et Zhang   紫芝

Gardenia jasminoides Ellis   栀子

Gastrodia elata Bl.   天麻

Gentiana crassicaulis Duthie ex Burk.   粗茎秦艽

Gentiana dahurica Fisch. 　　　　　　　　　　　　　小秦艽

Gentiana macrophylla Pall. 　　　　　　　　　　　　秦艽

Gentiana manshurica Kitag. 　　　　　　　　　　　条叶龙胆

Gentiana rigescens Franch. 　　　　　　　　　　　　坚龙胆

Gentiana scabra Bge. 　　　　　　　　　　　　　　　龙胆

Gentiana straminea Maxim. 　　　　　　　　　　　麻花秦艽

Gentiana triflora Pall. 　　　　　　　　　　　　　三花龙胆

Ginkgo biloba L. 　　　　　　　　　　　　　　　　银杏

Glycyrrhiza glabra L. 　　　　　　　　　　　　　光果甘草

Glycyrrhiza inflata Bat. 　　　　　　　　　　　　胀果甘草

Glycyrrhiza uralensis Fisch. 　　　　　　　　　　　甘草

Hordeum vulgare L. 　　　　　　　　　　　　　　　大麦

Houttuynia cordata Thunb. 　　　　　　　　　　　蕺菜

Humulus scandens（Lour.）Merr. 　　　　　　　　葎草

Hyoscyamus niger L. 　　　　　　　　　　　　　　莨菪

Illicium verum Hook. f. 　　　　　　　　　　　　八角茴香

Inula japonica Thunb. 　　　　　　　　　　　　　旋覆花

Isatis indigotica Fort. 　　　　　　　　　　　　　菘蓝

Kochia scoparia（L.）Schrad. 　　　　　　　　　地肤

Laminaria japonica Aresch. 　　　　　　　　　　　海带

Leonurus japonicus Houtt. 　　　　　　　　　　　益母草

Ligusticum chuanxiong Hort. 　　　　　　　　　　川芎

Ligusticum sinense Oliv. 　　　　　　　　　　　　藁本

Ligustrum lucidum Ait. 　　　　　　　　　　　　　女贞

Lilium brownii F. E. Brown var. *viridulum* Baker 　　百合

Lindera aggregata（Sims）Kosterm. 　　　　　　　乌药

Liriope spicata（Thunb）Lour. var. *prolifera* Y. T. Ma 　湖北麦冬

Lobelia chinensis Lour. 　　　　　　　　　　　　半边莲

Lonicera japonica Thunb. 　　　　　　　　　　　忍冬

Lophatherum gracile Brongn. 　　　　　　　　　　淡竹叶

Lycium barbarum L. 　　　　　　　　　　　　　宁夏枸杞

Lycium chinense Mill. 　　　　　　　　　　　　　枸杞

Lygodium japonicum（Thunb.）Sw. 　　　　　　　海金沙

Lysimachia christinae Hance 　　　　　　　　　　过路黄

Magnolia biondii Pamp. 　　　　　　　　　　　　望春花

Magnolia denudata Desr. 　　　　　　　　　　　　玉兰

Magnolia officinalis Rehd. et Wils. 　　　　　　　　　　　　　　厚朴

Magnolia officinalis Rehd. et Wils. var. *biloba* Rehd. et Wils. 　　　凹叶厚朴

Melia toosendan Sieb. et Zucc 　　　　　　　　　　　　　　　　川楝

Mentha haplocalyx Briq. 　　　　　　　　　　　　　　　　　　薄荷

Siraitia grosvenorii (Swingle) C. Jeffrey ex A.M. Lu et Z.Y. Zhang 　罗汉果

Morinda officinalis How 　　　　　　　　　　　　　　　　　　巴戟天

Morus alba L. 　　　　　　　　　　　　　　　　　　　　　　桑

Myristica fragrans Houtt. 　　　　　　　　　　　　　　　　　肉豆蔻

Nelumbo nucifera Gaertn. 　　　　　　　　　　　　　　　　　莲

Notopterygium incisum Ting ex H. T. Chang 　　　　　　　　　　羌活

Oldenlandia diffusa (Willd.) Roxb. 　　　　　　　　　　　　白花蛇舌草

Omphalia lapidescens Schroet. 　　　　　　　　　　　　　　　雷丸

Ophiopogon japonicus (Linn.f.) Ker–Gawl. 　　　　　　　　　麦冬

Paeonia lactiflora Pall. 　　　　　　　　　　　　　　　　　芍药

Paeonia suffruticosa Andr. 　　　　　　　　　　　　　　　　牡丹

Paeonia veitchii Lynch 　　　　　　　　　　　　　　　　　　川赤药

Panax ginseng C. A. Mey. 　　　　　　　　　　　　　　　　人参

Panax notoginseng (Burk.) F. H. Chen 　　　　　　　　　　　三七

Panax quinquefolium L. 　　　　　　　　　　　　　　　　　西洋参

Paris polyphylla Smith var. *chinensis* (Franch.) Hara 　　　　七叶一枝花

Perilla frutescens (L.) Britt. 　　　　　　　　　　　　　　紫苏

Periploca sepium Bge. 　　　　　　　　　　　　　　　　　　杠柳

Peucedanum decursivum (Miq.) Maxim. 　　　　　　　　　　紫花前胡

Phellodendron amurense Rupr. 　　　　　　　　　　　　　　黄檗

Phellodendron chinense Schneid. 　　　　　　　　　　　　　黄皮树

Phyllostachys nigra (Lodd.) Munro var. *henonis* (Mitf.) Stapf ex Rendle 　淡竹

Phytolacca acinosa Roxb. 　　　　　　　　　　　　　　　　商陆

Picrorhiza scrophulariiflora Pennell 　　　　　　　　　　　胡黄连

Pinellia ternata (Thunb.) Breit. 　　　　　　　　　　　　半夏

Pinus massoniana Lamb. 　　　　　　　　　　　　　　　　马尾松

Piper nigrum L. 　　　　　　　　　　　　　　　　　　　　胡椒

Plantago asiatica L. 　　　　　　　　　　　　　　　　　　车前

Platycladus orientalis (L.) Franco 　　　　　　　　　　　侧柏

Platycodon grandiflorum (Jacq.) A. DC. 　　　　　　　　　桔梗

Pogostemon cablin (Blanco) Benth. 　　　　　　　　　　　广藿香

Polygala tenuifolia Willd. 　　　　　　　　　　　　　　　远志

Polygonatum cyrtonema Hua　　　　　　　　　　多花黄精

Polygonatum odoratum（Mill.）Druce　　　　　　玉竹

Polygonatum sibiricum Red.　　　　　　　　　　黄精

Polygonum aviculare L.　　　　　　　　　　　　萹蓄

Polygonum bistorta L.　　　　　　　　　　　　拳参

Polygonum cuspidatum Sieb. et Zucc.　　　　　　虎杖

Polygonum multiflorum Thunb.　　　　　　　　何首乌

Polyporus umbellatus（Pers.）Fries　　　　　　猪苓

Poria cocos（Schw.）Wolf　　　　　　　　　　茯苓

Prunella vulgaris L.　　　　　　　　　　　　夏枯草

Prunus armeniaca L.　　　　　　　　　　　　杏

Prunus armeniaca L. var. *ansu* Maxim.　　　　山杏

Prunus japonica Thunb.　　　　　　　　　　郁李

Prunus mandshurica（Maxim.）Koehne　　　　东北杏

Prunus mume（Sieb.）Sieb. et Zucc.　　　　　梅

Prunus persica（L.）Batsch　　　　　　　　桃

Prunus sibirica L.　　　　　　　　　　　　西伯利亚杏

Psoralea corylifolia L.　　　　　　　　　　补骨脂

Pueraria lobata（Willd.）Ohwi　　　　　　　野葛

Pueraria thomsonii Benth.　　　　　　　　甘葛藤

Pulsatilla chinensis（Bge.）Regel　　　　　白头翁

Pyrrosia lingua（Thunb.）Farwell　　　　　石韦

Quisqualis indica L.　　　　　　　　　　　使君子

Rehmannia glutinosa Libosch.　　　　　　地黄

Rheum officinale Baill.　　　　　　　　　药用大黄

Rheum palmatum L.　　　　　　　　　　　掌叶大黄

Rheum tanguticum Maxim. ex Balf.　　　　唐古特大黄

Rosa laevigata Michx.　　　　　　　　　金樱子

Rosa rugosa Thunb.　　　　　　　　　　玫瑰

Rubia cordifolia L.　　　　　　　　　　茜草

Salvia miltiorrhiza Bge.　　　　　　　　丹参

Sanguisorba officinalis L.　　　　　　　地榆

Saposhnikovia divaricata（Turcz.）Schischk.　防风

Sarcandra glabra（Thunb.）Nakai　　　　草珊瑚

Sargentodoxa cuneata（Oliv.）Rehd. et Wils.　大血藤

Schisandra chinensis（Turcz.）Baill.　　　五味子

Schisandra sphenanthera Rehd. et Wils.	华中五味子
Schizonepeta tenuifolia Briq.	荆芥
Scrophularia ningpoensis Hemsl.	玄参
Scutellaria baicalensis Georgi	黄芩
Scutellaria barbata D. Don	半枝莲
Sinapis alba L.	白芥
Smilax glabra Roxb.	光叶菝葜
Sophora flavescens Ait.	苦参
Sophora japonica L.	槐
Spatholobus suberectus Dunn	密花豆
Stellaria dichotoma L. var. *lanceolata* Bge.	银柴胡
Stemona sessilifolia（Miq.）Miq.	直立百部
Stephania tetrandra S. Moore	粉防己
Sterculia lychnophora Hance	胖大海
Strychnos nux-vomica L.	马钱
Taraxacum mongolicum Hand.–Mazz.	蒲公英
Taxillus chinensis（DC.）Danser	桑寄生
Tetrapanax papyrifer（Hook.）K. Koch	通脱木
Trichosanthes kirilowii Maxim.	栝楼
Trichosanthes rosthornii Harms	双边栝楼
Tussilago farfara L.	款冬
Typha angustifolia L.	水烛香蒲
Typha orientalis Presl	东方香蒲
Uncaria rhynchophylla（Miq.）Miq. ex Havil.	钩藤
Verbena officinalis L.	马鞭草
Viola yedoensis Makino	紫花地丁
Viscum coloratum（Komar.）Nakai	槲寄生
Vitex trifolia L.	蔓荆
Vladimiria souliei（Franch.）Ling	川木香
Xanthium sibiricum Patr.	苍耳
Zanthoxylum nitidum（Roxb.）DC.	两面针
Zingiber officinale Rosc.	姜
Ziziphus jujuba Mill.	枣
Ziziphus jujuba Mill. var. *spinosa*（Bunge）Hu ex H. F. Chou	酸枣

（二）药用动物学名（《中国药典》2020年版）

Agkistrodon acutus（Güenther）	五步蛇
Apis cerana Fabricius	中华蜜蜂
Bombyx mori Linnaeus	家蚕
Bos taurus domesticus Gmelin	牛
Bufo bufo gargarizans Cantor	中华大蟾蜍
Bufo melanostictus Schneider	黑眶蟾蜍
Bungarus multicinctus Blyth	银环蛇
Buthus martensii Karsch	东亚钳蝎
Cervus elaphus Linnaeus	马鹿
Cervus nippon Temminck	梅花鹿
Chinemys reevesii（Gray）	乌龟
Equus asinus L.	驴
Eupolyphaga sinensis Walker	地鳖
Gallus gallus domesticus Brisson	家鸡
Gekko gecko Linnaeus	蛤蚧
Haliotis diversicolor Reeve	杂色鲍
Hippocampus histrix Kaup	刺海马
Hippocampus kelloggi Jordan et Snyder	线纹海马
Hirudo nipponica Whitman	水蛭
Manis pentadactyla Linnaeus	穿山甲
Moschus berezovskii Flerov	林麝
Moschus moschiferus Linnaeus	原麝
Moschus sifanicus Przewalski	马麝
Mylabris cichorii Linnaeus	黄黑小斑蝥
Mylabris phalerata Pallas	南方大斑蝥
Ostrea gigas Thunberg	长牡蛎
Ostrea rivularis Gould	近江牡蛎
Ostrea talienwhanensis Crosse	大连湾牡蛎
Pheretima aspergillum（E. Perrier）	参环毛蚓
Pteria martensii（Dunker）	马式珍珠贝
Rana temporaria chensinensis David	中国林蛙
Saiga tatarica Linnaeus	赛加羚羊
Scolopendra subspinipes mutilans L. Koch	少棘巨蜈蚣
Sepia esculenta Hoyle	金乌贼

Sepiella maindroni de Rochebrune	无针乌贼
Steleophaga plancyi（Boleny）	冀地鳖
Trionyx sinensis Wiegmann	鳖
Trogopterus xanthipes Milne-Edwards	复齿鼯鼠
Vespa manifica Smith	胡蜂
Vespertilio superans Thomas	东方蝙蝠
Whitmania acranulata Whitman	柳叶蚂蟥
Whitmania pigra Whitman	蚂蟥
Zaocys dhumnades（Cantor）	乌梢蛇

复习思考题

1.简述生物分类的基本单位及生物的命名法规。

2.简述植物科名和动物科名的构成方法。

3.熟记下列常用药用植物拉丁科名

Alismataceae	泽泻科	Apiaceae，Umbelliferae	伞形科
Araceae	天南星科	Araliaceae	五加科
Aristolochiaceae	马兜铃科	Asteraceae，Compositae	菊科
Berberidaceae	小檗科	Brassicaceae，Cruciferae	十字花科
Campanulaceae	桔梗科	Dioscoreaceae	薯蓣科
Ephedraceae	麻黄科	Gentianaceae	龙胆科
Gramineae，Poaceae	禾本科	Labiatae，Lamiaceae	唇形科
Leguminosae，Fabaceae	豆科	Liliaceae	百合科
Magnoliaceae	木兰科	Moraceae	桑科
Paeoniaceae	芍药科	Palmae，Arecaceae	棕榈科
Ranunculaceae	毛茛科	Rosaceae	蔷薇科
Schisandraceae	五味子科	Zingiberaceae	姜科

4.简述动、植物学名的组成和书写要求。

5.种加词在命名中应注意些什么问题？

6.种以下分类等级有哪些？其缩写形式各是什么？

7.写出下列药用植、动物学名。

（1）五味子　　　　　　　　（6）当归

（2）天麻　　　　　　　　　（7）党参

（3）冬虫夏草　　　　　　　（8）甘草

（4）忍冬　　　　　　　　　（9）全蝎

（5）蛤蚧　　　　　　　　　（10）人参

8.根据植物命名法，说明学名*Asarum heterotropoides* Fr. Schmidt **var**. *mandshuricum*（Maxim.）Kitag.中划线部分的含义。

9.熟读常用药用植、动物学名。

第二节 中药的命名

《中国药典》（2020年版一部）收载了药材和饮片、植物油脂和提取物、成方制剂和单味制剂。其"凡例"中"名称与编排"项下的第十一条规定"药材和饮片名称包括中文名、汉语拼音名及拉丁名"，"植物油脂和提取物、成方制剂和单味制剂名称不设拉丁名"。

一、中药材的命名

中药材在《中国药典》中列为"药材和饮片"项，其拉丁名按国际通用命名法，采用拉丁文命名。如：

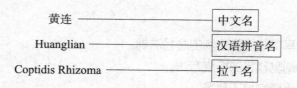

中药材按其来源可分为植物类药材、动物类药材和矿物类药材，本节按照《中国药典》以及各地方标准中中药材拉丁名形成的基本规则和要求，分别介绍各类中药材拉丁名的命名方法。

（一）植物类和动物类中药材的拉丁名

植物类中药材和动物类中药材拉丁名的命名均以其主要来源的属种学名为基础，其名称主要包括药用植、动物名和药用部位名两部分，其中药用植、动物名用名词（属格）形式放在前面，药用部位名用名词单数（主格）形式放在后面。有些中药材名可在药用部位名后加形容词或前置词短语。中药材拉丁名中的名词和形容词词首字母均大写。其基本格式为：

药用植、动物名 + 药用部位名

名词属格　　　　　　名词单数主格

例如： Angelicae Sinensis Radix　当归　　　Aurantii Fructus Immaturus　枳实

　　　 Lonicerae Japonicae Flos　金银花　　Cervi Cornu Pantotrichum　鹿茸

1. 药用植、动物名的取舍

中药材来源复杂，有的同种植物和动物的不同部位作为不同的中药材，有的数种植物或动物的同一部位作为同种中药材，所以在形成中药材拉丁名时，根据不同的情况，对基原植物或动物的学名采取不同的取舍方法，主要有以下情况。

（1）用属名表示

①单种属或该属中仅有一种植、动物的全体或某一部位供药用。例如：

　　Ginkgo Semen　白果　　　　　　　　Foeniculi Fructus　小茴香

　　Eucommiae Cortex　杜仲　　　　　　Galli Gigerii Endothelium Corneum　鸡内金

②同属数种植、动物的同一部位作同一种药材。例如：

　　Coptidis Rhizoma　黄连　　　　　　 Arisaematis Rhizoma　天南星

　　Ephedrae Herba　麻黄　　　　　　　Ostreae Concha　牡蛎

③同属中有数种药材，其中一种药材优先采用此法命名，其他药材则采用（2）的方法命名。例如：

Acanthopanacis Cortex　五加皮　　　　Polygonati Rhizoma　黄精

Atractylodis Rhizoma　苍术　　　　　Equi Calculus　马宝

（2）用属名和种加词表示

①同一属有数种药材，已有1种药材只用属名，该属其他药材则应用属名和种加词作为药材拉丁名中的药用植、动物名。例如：

Acanthopanacis Senticosi Radix et Rhizoma sell Caulis　刺五加（与五加皮同属）

Atractylodis Macrocephalae Rhizoma　白术（与苍术同属）

Polygonati Odorati Rhizoma　玉竹（与黄精同属）

②同属中的数种植、动物分别作不同的药材，分别应用属名和种加词作为该药材拉丁名中的药用植、动物名。例如：

Fritillariae Cirrhosae Bulbus　川贝母　　　Fritillariae Pallidiflorae Bulbus　伊贝母

Fritillariae Thunbergii Bulbus　浙贝母　　　Fritillariae Ussuriensis Bulbus　平贝母

现今新形成的中药材拉丁名多采用此法命名。

（3）用种加词表示

多为习惯用法，主要用于某些特有的中药材。例如：

Ginseng Radix et Rhizoma　人参　　　　Asini Corii Colla　阿胶

Notoginseng Radix et Rhizoma　三七　　　Galla Chinensis　五倍子

（4）用俗名表示

Moutan Cortex　牡丹皮

2. 中药材名后加用形容词或前置词短语

一些中药材具有某种特有的性状特征和采收加工要求，可在其拉丁名后面加用形容词或前置词短语来说明。形容词或前置词短语均置于最后，修饰药用部位名。如：

（1）加形容词

Paeoniae Radix Rubra　赤芍　　　　　Aurantii Fructus Immaturus　枳实

Paeoniae Radix Alba　白芍　　　　　Cervi Cornu Pantotrichum　鹿茸

（2）加前置词短语

Bambusae Caulis in Taenias　竹茹　　　Uncariae Ramulus cum Uncis　钩藤

3. 中药材名中加用连词

中药材名中加用连词表示该药材药用部位的多来源。如：

Glycyrrhizae Radix et Rhizoma　甘草　　　Rhei Radix et Rhizoma　大黄

Testudinis Carapax et Plastrum　龟甲

4. 词组并列的中药材名

不同属植物的相同部位作同种药材，分别取植、动物名和药用部位名组合的词组，再并列，不加连词。如：

Erodii Herba Geranii Herba　老鹳草

Cremastrae Pseudobulbus Pleiones Pseudobulbus　山慈菇

Laminariae Thallus Eckloniae Thallus　昆布

Meretricis Concha Cyclinae Concha　蛤壳

5. 简化的药材名

来源于低等植物的药材及某些动物类药材的拉丁名省略药用部位名,仅用属名或种加词作为药材名,使其更为简明。

（1）仅用属名表示

Cordyceps　冬虫夏草　　　　　　　Hirudo　水蛭

Ganoderma　灵芝　　　　　　　　　Aloë　芦荟

Agkistrodon　蕲蛇

（2）仅用种加词表示

Catechu　儿茶　　　　　　　　　　Gecko　蛤蚧

（3）用动物的拉丁原名表示

Scorpio　全蝎　　　　　　　　　　Margarita　珍珠

（二）矿物类药材的命名

矿物类药材拉丁名的构成主要有以下两种类型:

1.用原矿物所含主要化学成分的拉丁名作药材名,亦可在其后加形容词说明。例如:

Natrii Sulfas　芒硝　　　　　　　　Hydrargyri Oxydum Rubrum　红粉

Natrii Sulfas Exsiccatus　玄明粉

2.用原矿物的拉丁名作药材名,亦可在其后加形容词。例如:

Cinnabaris　朱砂　　　　　　　　　Halloysitum Rubrum　赤石脂

二、中药饮片及炮制品的命名

饮片系指药材经过炮制后可直接用于中医临床或制剂生产使用的处方药品。有些饮片的炮制方法仅为净制或切制,功效与原药材没有本质区别,拉丁名的写法与原药材相同。但是另一些药材加工成饮片后,功效与原药材已经有了改变或有较大差异,需要独立表达以示区分。

（1）在原药材拉丁名后加上形容词"praeparatus,a,um（加工的）",代表加工品与原药材生品不同。例如:

Arisaematis Rhizoma Praeparatum　制天南星　　Zingiberis Rhizoma Praeparatum　炮姜

Mirabilitum Praeparatum　西瓜霜　　　　　　Gardeniae Fructus Praeparatus　焦栀子

Sojae Semen Praeparatum　淡豆豉　　　　　　Pinelliae Rhizoma Praeparatum　法半夏

Polygoni Multiflori Radix Praeparata　制何首乌

（2）有些饮片需要突出加工方法的特殊性,原药材拉丁名后加上与加工相关的形容词,如"coctus, a, um（煮的）""Tostus, a, um（炒的）""carbonisatus, a, um（炭化的）""pulveratus, a, um（粉状的）"等。例如:

Aconiti Kusnezoffii Radix Cocta　制草乌　　　Euphorbiae Semen Pulveratum　千金子霜

Aconiti Radix Cocta　制川乌　　　　　　　　Strychni Semen Pulveratum　马钱子粉

Trichosanthis Semen Tostum　炒瓜蒌子　　　　Suis Fellis Pulvis　猪胆粉

Arecae Semen Tostum　焦槟榔　　　　　　　　Talci Pulvis　滑石粉

Cirsii Japonici Herba Carbonisata　大蓟炭　　　Sojae Semen Germinatum　大豆黄卷

Crinis Carbonisatus　血余炭　　　　　　　　　Gypsum Ustum　煅石膏

Schizonepetae Spica Carbonisata　荆芥穗炭　　　Cervi Cornu Degelatinatum　鹿角霜

Crotonis Semen Pulveratum　巴豆霜　　　　　Natrii Sulfas Exsiccatus　玄明粉

Wenyujin Rhizoma Concisum　片姜黄

Dryopteridis Crassirhizomatis Rhizoma Carbonisatum　绵马贯众炭

（3）有些饮片加工时，需要特殊的辅料，以达到特殊的功效，因此，拉丁名称后方加上前置词cum 及辅料的拉丁化名称。例如：

Arisaema cum Bile　胆南星

Hedysari Radix Praeparata cum Melle　炙红芪

Glycyrrhizae Radix et Rhizoma Praeparata cum Melle　　炙甘草

Pinelliae Rhizoma Praeparatum cum Alumine　清半夏

Pinelliae Rhizoma Praeparatum cum Zingibere et Alumine　姜半夏

（4）大多数药材或饮片均为干品，但有些药材在使用中要求用鲜品，具有干品所不具有的功效，被称为鲜药，鲜药的拉丁名后加上形容词"recens, entis（新鲜的）"。例如：

Zingiberis Rhizoma Recens 生姜

三、中药制剂的命名

中药制剂是以中药材、中药饮片、植物油脂和提取物为原料制成的一定剂型的药品，其名称原是以中药材名为基础形成的拉丁名称。但自从2010年版《中国药典》起，中药成方制剂和单味制剂的名称不再设拉丁名，只由中文名和拼音组成，例如：三七片（Sanqi Pian）、十全大补丸（Shiquan Dabu Wan）等。但目前在行业中仍有部分使用拉丁名。

中药制剂名称通常由剂型名（采用名词主格形式）和原料药物名（采用名词属格）两部分组成。其基本格式如下：

$$\boxed{剂型名} \quad + \quad \boxed{原料药名}$$

名词单数或复数主格　　　名词单数属格

其中，剂型名可分为不可数剂型名和可数剂型名，分别用单数或复数的名词主格形式置于前面；原料药物名用名词属格形式置于后面，作为剂型名的定语。根据需要，有时可在词组后加上形容词或前置词短语等，以补充说明该制剂的性质和特征。制剂名中的名词和形容词的词首字母均要大写。

以中药为原料的药物多来自于药用植物、动物和矿物等，包含以下类型。

1. 用植、动物属名作原料药物名

Pilulae Gastrodiae　天麻丸　　　　　　　　Syrupus Schizandrae　五味子糖浆

2. 用植、动物学名的种加词作原料药物名

Tabellae Notoginseng　三七片　　　　　　　Injectio Ginseng　人参注射液

3. 用植、动物学名（属名和种加词）作原料药物名

Injectio Polygoni Multiflori　何首乌注射液

Extractum Acantopanacis Senticosi　刺五加浸膏

4. 用中药材名（动、植物学名和药用部位）作原料药物名

Aqua Armeniacae Seminis　杏仁水　　　　　Injectio Isatidis Radicis　板蓝根注射液

5. 用中药提取物（如生物碱、苷类等）作原料药物名

Nebula Ephedrini　麻黄碱喷雾剂　　　　　Injectio Paeonoli　丹皮酚注射液

6. 用矿物类中药作原料药物名

Pulvis Talci　滑石粉　　　　　　　　　　　　Lotio Sulfuris　硫黄洗剂

四、常用剂型拉丁名

（一）可数剂型名（均用复数主格）

auristillae　滴耳剂　　　　　　　　　　　ocustillae　滴眼剂

capsulae　胶囊剂　　　　　　　　　　　　pilulae　丸剂

guttae　滴剂　　　　　　　　　　　　　　suppositoria　栓剂

naristillae　滴鼻剂　　　　　　　　　　　tabellae　片剂

（二）不可数剂型名（均用单数主格）

aerosolum　气雾剂　　　　　　　　　　　linimentum　搽剂

aqua　水剂　　　　　　　　　　　　　　　liquor　溶液

collodium　火棉剂　　　　　　　　　　　lotio　洗剂

collutorium　嗽口剂　　　　　　　　　　mistura　合剂

cremor　霜剂　　　　　　　　　　　　　　mucilago　胶浆剂

decoctum　煎剂　　　　　　　　　　　　　nebula　喷雾剂

elixir　酏剂　　　　　　　　　　　　　　oculentum　眼膏

emplastrum　硬膏剂　　　　　　　　　　oleum　油剂

emulsio　乳剂　　　　　　　　　　　　　pasta　糊剂

enema　灌肠剂　　　　　　　　　　　　　pigmentum　涂剂

extractum　浸膏剂　　　　　　　　　　　pulvis　散剂，粉剂

extractum Liquidum　流浸膏剂　　　　　solutio　溶液剂

filmum　膜剂　　　　　　　　　　　　　　species　茶剂

gargarisma　含嗽剂　　　　　　　　　　spiritus　醑剂

glycerinum　甘油剂　　　　　　　　　　syrupus　糖浆剂

granula　冲剂　　　　　　　　　　　　　tinctura　酊剂

inhalatio　吸入剂　　　　　　　　　　　unguentum　软膏剂

injectio　注射剂

五、常用药用部位拉丁名

arillus, i, m.　假种皮　　　　　　　　　os, ossis, n.　骨

bulbus, i, m.　鳞茎　　　　　　　　　　oviductus, i, m.　输卵管

cacūmen, ǐnis, n.　枝梢　　　　　　　　pericarpǐum, i, n.　果皮

calculus, i, m.　结石　　　　　　　　　periostrǎcum, i, n.　皮壳

calyx, ycis, m.　宿萼　　　　　　　　　petiolus, i, m.　叶柄

carapax, pcis, m.　甲壳，龟壳　　　　　plumula, ae, f.　胚芽

caulis, is, m.　茎（包括藤茎）　　　　　pollen, ǐnis, f.　花粉

colla, ae, f.　鳔胶、胶剂　　　　　　　pseudobulbus, i, m.　假鳞茎

concha, ae, f.　甲壳
corium, i, n.　皮（动物的）
cornu, us, n.　角
cortex, icis, m.　树皮、皮
exocarpium, i, n.　外果皮
flos, floris, m.　花
foliolum, i, n.　幼叶、小叶
folium, i, n.　叶
fructus, us, m.　果实
galla, ae, f.　虫瘿
gemma, ae, f.　芽
herba, ae, f.　全草
lignum, i, n.　木材或心材
medulla, ae, f.　髓
nodus, i, m.　节
oleum, i, n.　油

radix, ǐcis, f.　根（包括块根）
ramǔlus, i, m.　茎枝、嫩枝
receptaculum, i, n.　花托
resina, ae, f.　树脂
retinervus, i, m.　维管束
rhizoma, ǎtis, n.　根茎
semen, ǐnis, n.　种子
spica, ae, f.　花穗
spina, ae, f.　棘刺
spora, ae, f.　孢子
squama, atis, n.　鳞甲
stamen, ǐnis, n.　雄蕊
stigma, ātis, n.　柱头
testa, ae, f.　外种皮
thallus, i, m.　叶状体

六、常用中药材拉丁名

（一）植物类中药材（《中国药典》2020年版）

Aconiti Lateralis Radix Praeparata	附子
Aconiti Radix	川乌
Agrimoniae Herba	仙鹤草
Alismatis Rhizoma	泽泻
Aloë	芦荟
Amomi Fructus	砂仁
Angelicae Dahuricae Radix	白芷
Angelicae Sinensis Radix	当归
Aquilariae Lignum Resinatum	沉香
Arecae Semen	槟榔
Arisaematis Rhizoma	天南星
Armeniacae Semen Amarum	苦杏仁
Astragali Radix	黄芪
Atractylodis Macrocephalae Rhizoma	白术
Aurantii Fructus	枳壳
Aurantii Fructus Immaturus	枳实
Bambusae Caulis in Taenias	竹茹
Borneolum Syntheticum	冰片（合成龙脑）
Bupleuri Radix	柴胡
Catechu	儿茶

Carthami Flos	红花
Caryophylli Flos	丁香
Chrysanthemi Flos	菊花
Chuanxiong Rhizoma	川芎
Cinnamomi Cortex	肉桂
Cinnamomi Ramulus	桂枝
Codonopsis Radix	党参
Coptidis Rhizoma	黄连
Cordyceps	冬虫夏草
Corni Fructus	山茱萸
Corydalis Rhizoma	延胡索（元胡）
Croci Stigma	西红花
Crotonis Fructus	巴豆
Curcumae Radix	郁金
Curcumae Rhizoma	莪术
Daturae Flos	洋金花
Dioscoreae Rhizoma	山药
Draconis Sanguis	血竭
Ephedrae Herba	麻黄
Eucommiae Cortex	杜仲
Fritillariae Cirrhosae Bulbus	川贝母
Fritillariae Thunbergii Bulbus	浙贝母
Galla Chinensis	五倍子
Ganoderma	灵芝
Gastrodiae Rhizoma	天麻
Ginkgo Folium	银杏叶
Ginseng Radix et Rhizoma	人参
Ginseng Radix et Rhizoma Rubra	红参
Glycyrrhizae Radix et Rhizoma	甘草
Isatidis Folium	大青叶
Isatidis Radix	板蓝根
Leonuri Herba	益母草
Lonicerae Japonicae Caulis	忍冬藤
Lonicerae Japonicae Flos	金银花
Lygodii Spora	海金沙
Magnoliae Flos	辛夷
Magnoliae Officinalis Cortex	厚朴
Menthae Haplocalycis Herba	薄荷
Mori Cortex	桑白皮
Moutan Cortex	牡丹皮

Ophiopogonis Radix	麦冬
Paeoniae Radix Alba	白芍
Paeoniae Radix Rubra	赤芍
Phellodendri Chinensis Cortex	黄柏
Pinelliae Rhizoma	半夏
Pini Pollen	松花粉
Platycodonis Radix	桔梗
Polygoni Multiflori Radix	何首乌
Poria	茯苓
Rehmanniae Radix	地黄
Rehmanniae Radix Praeparata	熟地黄
Rhei Radix et Rhizoma	大黄
Rosae Laevigatae Fructus	金樱子
Saposhnikoviae Radix	防风
Schisandrae Chinensis Fructus	五味子
Scrophulariae Radix	玄参
Scutellariae Radix	黄芩
Sennae Folium	番泻叶
Typhae Pollen	蒲黄
Uncariae Ramulus cum Uncis	钩藤

（二）动物及矿物类中药材（《中国药典》2020年版）

Agkistrodon	蕲蛇
Asini Corii Colla	阿胶
Bombyx Batryticatus	僵蚕
Bovis Calculus	牛黄
Bufonis Venenum	蟾酥
Bungarus Parvus	金钱白花蛇
Cervi Cornu Pantotrichum	鹿茸
Cicadae Periostracum	蝉蜕
Galli Gigerii Endothelium Corneum	鸡内金
Gecko	蛤蚧
Hippocampus	海马
Hirudo	水蛭
Manis Squama	穿山甲
Mantidis Oötheca	桑螵蛸
Margarita	珍珠
Mel	蜂蜜
Moschus	麝香
Mylabris	斑蝥

Ostreae Concha	牡蛎
Pheretima	地龙
Saigae Tataricae Cornu	羚羊角
Sepiae Endoconcha	海螵蛸
Scolopendra	蜈蚣
Scorpio	全蝎
Testudinis Carapax Et Plastrum	龟甲
Trionycis Carapax	鳖甲
Zaocys	乌梢蛇
Cinnabaris	朱砂
Gypsum Fibrosum	石膏
Natrii Sulfas	芒硝
Natrii Sulfas Exsiccatus	玄明粉
Talcum	滑石

复习思考题

1.掌握中药材拉丁名的基本格式，熟悉药用植、动物名的取舍原则。

2.将下列药材名译成中文，并说明其构成方法。

（1）Cordyceps

（2）Fritillariae Cirrhosae Bulbus

（3）Moutan Cortex

（4）Lonicerae Japonicae Flos

（5）Aurantii Fructus Immaturus

（6）Perillae Fructus

（7）Paeoniae Radix Rubra

（8）Uncariae Ramulus Cum Uncis

3.将下列药材名译成拉丁学名

（1）龙牙草（全草）

（2）甘草（根和根茎）

（3）当归（根）

（4）薄荷（全草）

（5）半夏（块茎）

（6）麻黄（根）

（7）黄芩（根）

（8）龙胆（根）

（9）杜仲（皮）

（10）五味子（果实）

第三节　其他药物命名简述

目前国际上对其他药物的名称大多要求用英语表示，用拉丁语表示的较少，本节仅做简要说明。

一、酸类药物命名法

酸类药物的命名规则：表示酸的名词acidum与表示某酸的形容词结合，构成各种酸的名称。名词acidum用主格置于前，表示某酸的形容词置于后，并与acidum保持性、数、格一致。药名中的名词和形容词的首字母均大写。其基本格式为：

Acidum	+	表示某酸的形容词

例如：

　　Acidum Hydrochloricum　盐酸　　　　　　　Acidum Sulfurosum　亚硫酸

　　Acidum Aceticum　醋酸

　　如需表示酸类药物的特征或性质，如浓度等，可在酸名后另加形容词，并与acidum保持性、数、格一致。例如：

　　Acidum Hydrochloricum Diluturn　稀盐酸　　　Acidum Sulfurieum Forte　浓硫酸

二、酸盐类药物命名法

　　酸盐类药物名称是由表示金属离子、生物碱、抗生素等的正根和表示阴性元素的负根构成的。正根用名词属格置于前，作负根的定语，负根用名词主格置于后。药名中的名词和形容词的首字母均大写。其基本格式为：

正根　＋　负根

例如：

　　Natrii Salicylas　水杨酸钠　　　　　　　Atropini Sulfas　硫酸阿托品

　　Natrii Nitris　亚硝酸钠

三、卤化物、氧化物及氢氧化物等药物命名法

　　卤化物、氧化物、氢氧化物类药物的名称，是由表示金属离子的正根和表示某化合物的负根两部分组成的。正根用名词属格置于前，作负根的定语，负根用名词主格置于后。药名中的名词和形容词的首字母均大写。其基本格式为：

正根　＋　负根

例如：

　　Natrii ChloridumAtropini Sulfas　硫酸阿托品氯化钠

　　Aluminii HydroxydumAtropini Sulfas　硫酸阿托品氢氧化铝

四、某些偏酸性有机药物盐类命名法

　　某些偏酸性有机药物如巴比妥类、磺胺类及青霉素等，可与钾、钠等碱金属生成钾盐或钠盐。这类药物的命名规则是：偏酸性有机药物名称用名词主格置于前，碱金属离子用形容词置于后，作定语，并和偏酸性有机药物名称保持性、数、格一致。药名中的名词和形容词的首字母均大写。其基本格式为：

偏酸性有机药名　＋　碱金属离子

例如：

　　Phenobarbitalum Natricum　苯巴比妥钠

　　Sulfadiazinum Natricum　磺胺嘧啶钠

　　Benzylpenicillinum Kalicum　青霉素钾

五、油类药物命名法

　　油类药物的命名是将表示油的名词Oleum用主格，置于前，表示原料药物的名词用属格，置于后。药名中的名词和形容词的首字母均大写。其基本格式为：

Oleum　＋　原料药物名

例如：

Oleum Eucalypti　桉油

Oleum Terebinthinae　松节油

Oleum Jecoris Piscis　鱼肝油

六、生物制品命名法

生物制品的命名是由类别名和病名两部分组成的。类别名用名词主格，置于前，病名用名词属格或形容词，置于后。若为形容词，应与类别名在性、数、格上保持一致。药名中的名词和形容词的首字母均大写。其基本格式为：

$$\boxed{类别名} \quad + \quad \boxed{病名}$$

例如：

Vaccinum Rabiei　狂犬病疫苗

Antitoxinum Diphthericum　白喉抗毒素

复习思考题

1. 熟记某些偏酸性有机药物制剂的拉丁名组成。

2. 油类的命名规则是什么？

3. 掌握酸类药物、盐类药物、生物制品命名法规则。

4. 将下列制剂译成拉丁文

（1）盐酸　　　　　　　　　　　　（5）水杨酸钠

（2）鱼肝油　　　　　　　　　　　（6）狂犬病疫苗

（3）氯化钠　　　　　　　　　　　（7）青霉素钾

（4）浓硫酸　　　　　　　　　　　（8）冰醋酸

扫一扫，查阅本章数字资源，含PPT、音视频、图片等

第一节　处方与缩写词

一、处方的概念

（一）处方的含义

处方是由注册的执业医师和执业助理医师（以下简称"医师"）在诊疗活动中为患者开具的，由药学专业技术人员审核、调配、核对，并作为发药凭证的医疗用药的医疗文书。是患者取药用药的凭证。处方也包括医疗机构病区用药医嘱单。

处方书写是否正确和合理，直接关系到患者健康和医疗效果，对医患双方均具有重要意义。医师、药师、护理人员均应以高度的责任感和严肃认真的态度对待处方，力求准确，避免差错，确保医疗质量。

（二）处方的意义

1. 处方是书面命令

处方是医师向药剂人员发出的要求配方的书面文件，故处方中的动词均采用命令式，相关人员都必须严格执行处方。

2. 处方是法律依据

在处理医疗纠纷或医疗事故时，如发现处方的开写或执行中出现差错，均以处方为据，追究其责任。

3. 处方是用药凭证

患者必须凭正规处方，方可在药房取药，并应按处方规定正确使用该处方所开具的药物。

二、处方格式

（一）处方组成

《处方管理办法》规定，处方由3部分组成，即前记、正文和后记。

1. 前记

包括医疗、预防、保健机构名称，处方编号，费别、患者姓名、性别、年龄、门诊或住院病

历号，科别或病室和床位号、临床诊断、开具日期等，并可添列专科要求的项目。必要时可添列特殊要求的项目。

麻醉药品和第一类精神药品处方还应当包括患者身份编号，代办人姓名、身份证明编号。

2. 正文

处方的正文是处方的主体内容，包括开写的药物及其规格剂量、使用方法、注意事项等。传统处方分为以下部分。

（1）上记：为缩写词Rp.或R.，是动词Recipe（取）的缩写形式。

（2）中记：记载药物名称、剂型、规格、数量。按规定应将药物名称写在数量的前面，一律用属格，作为计量名词的定语；规格和数量写在后面。例如：取甘草流浸膏100mL。

Rp.

Extracti Glycyrrhizae Liquidi   100mL

（3）下记（调配方法）：记载药物的调配方法以及要求的剂型。通常用动词命令式和缩写词来表示。例如：

D.t.d.No. 20 给予同等剂量20份

Misce, fiat lotio. 混合，制成洗剂。

（4）标记（用药方法）：是医生对患者用药的说明，通常在动词命令式Signa（标记）或缩写Sig.或S.后面依次记载每次用药量、每天用药次数、用药时间和用药方法等。例如：

Signa: 10mL. q.i.d. p.o.

标记：每日4次，每次10mL，口服。

3. 后记（医师等签字）

医师签名或者加盖专用签章，药品金额以及审核、调配、核对、发药药师签名或者加盖专用签章，以示负责。

（二）处方示例

XX 医院处方笺		
姓名	性别	年龄
科别	门诊号	日期
Rp.		
Codeini Phosphatis		0.15
Ammonii Chloridi		5.0
Syrupi Citri		20.0
Aquae Destillatae quantum satis ad		100.0
Misce, fiat Mistura		
Da. Signa: 10ml. t.i.d. p.c.		
		医师
		药师

前记
上记
中记
正文
下记
标记
后记

三、缩写词

（一）缩写词的概念及意义

在书写拉丁单词或词组时，按照缩写规则和方法，省略一部分字母，保留一部分字母的方法称为缩写，缩写的拉丁单词或词组称为缩写词。缩写词常用于处方、医嘱等。例如：

Extractum　浸膏 缩写为 Extr.

Post cibos　饭后 缩写为 p.c.

缩写可以简化繁琐的书写过程，提高书写速度和工作效率，正确规范的缩写可以保证书写的准确性。

（二）缩写规则

1.缩写词应合理、简明，避免缩写不当而造成的相互混淆、辨别不清。

2.缩写词一般以辅音字母结尾，后面加以缩写符号"."。

3.毒药、剧药以及精神药物的名称一般不得用缩写词。

4.由复合词构成的药名缩写时字母之间不加缩写符号。例如：

Sulfadiazinum　磺胺嘧啶　缩写为 SD　　　　Erythromycinum　红霉素　缩写为 EM

（三）缩写方法及其应用

处方中单词缩写的常用方法有以下几种。

1. 保留词干

省略词尾，保留词干。当词干的最后 1 个字母是元音时，应将此元音字母一并去掉。此法常用于处方中多数药名的缩写。其优点是不必考虑变格时的词尾变化。例如：

Atropinum — Atropin.　阿托品　　　　　　　Glycyrrhiza — Glycyrrhiz.　甘草

2. 保留第一个音节

保留第一音节，如第一音节以元音结尾，应保留至第二音节元音前的辅音字母。此法常用于制剂名称中剂型名的缩写。例如：

Injectio — Inj.　注射剂　　　　　　　　　　Tabella — Tab.　片剂

3. 保留首字母

对于由多个单词构成的词组，缩写时将其中主要单词的第一个字母保留下来。此法常用于处方用语及复方制剂中各药名的缩写。例如：

bis in die — b.i.d. 每日 2 次

Aspirinum Phenacetinum Caffeinum — A.P.C. 阿司匹林

4. 保留数个关键字母

对于符合词汇，可保留词中关键部分的首字母，此法常用于复合词药名及处方中计量单位的缩写。缩写时字母之间不加缩写符号。例如：

kilogramma — kg　千克　　　　　　　　　　millilitrum — mL　毫升

Trimethoprimum — TMP　甲氧苄氨嘧啶

Sulfamethoxazolum — SMZ　磺胺甲基异噁唑

（四）常用缩写词

1. 处方常用缩写词

缩写词	拉丁文原形	中文
q. d.	quaque die	每天
q. h.	quaque hora	每小时
q. 2h.	quaque 2 hora	每 2 小时
q. 6h.	quaque 6 hora	每 6 小时
q. m.	quaque mane	每晨
q. n.	quaque nocte	每晚
h. s.	hora somni	睡前
s. i. d.	semel in die	每日 1 次
b. i. d.	bis in die	每日 2 次
t. i. d.	ter in die	每日 3 次
q. i. d.	quater in die	每日 4 次
a. c.	ante cibos	饭前
p. c.	post cibos	饭后
a. m.	ante meridiem	上午
p. m.	post meridiem	下午
p. r. n.	pro re nata	必要时
s. o. s.	si opus sit	需要时
stat. !	statim	立即
cito !	cito	迅速地
lent.	lente	慢慢地
i. d.	injectio intradermica	皮内注射
i. h.	injectio hypodermica	皮下注射
i. m.	injectio intramuscularis	肌内注射
i. v.	injectio intravenosa	静脉注射
i. v. gtt.	injectio intravenosa guttatim	静脉滴注
p. o.	per os	口服
ad us. int.	ad usum internum	内服
ad us.ext.	ad usum externum	外用
pro. dos.	pro dosi	一次量、顿服
pro. ocul.	pro oculis	眼用
pro. aur.	pro auribus	耳用
pro. inf.	pro infantibus	婴儿用
pro. nar.	pro naribus	鼻用
p. rect.	per rectum	经直肠
aa.	ana	各
ad	ad	加至

缩写词	拉丁文原形	中文
a. u. agit.	ante usum agitetur	用前振荡
D. t. d.	Da tales doses	给予同量
Div. in par. aeq.	Divide in partes aequales	分为等份
f. 或 ft.	fiat；fiant	需制成
M. D. S.	Misce. Da. signa.	混合，给予，标记
M. f. Pulv.	Misce，fiat Pulvis.	混合，制成散剂
No. 或 no	Numero	数目
Rp.	Recipe	取
q. s.	quantum satis	适量
Sig. 或 S.	Signa	标记，用法
Steril.	sterilisetur	灭菌
aq. dest.	aqua destillata	蒸馏水
g. 或 gm	gramma	克
kg.	kilogramma	公斤
L.	litrum	升
mg.	milligramma	毫克
mL.	millilitrum	毫升
i. u. 或 IU	internationalis unitas	国际单位
u. 或 U	unitas	单位

2. 常用剂型名称缩写词

缩写词	拉丁文原形	中文
Amp.	Ampulla	安瓿瓶
Aq.	Aqua	水剂
Auristill.	Auristilla	滴耳剂
Caps.	Capsulae	胶囊剂
Dec.	Decoctum	煎剂
Emul.	Emulsio	乳剂
Enem.	Enema	灌肠剂
Extr.	Extractum	硬膏剂
Gtt. 或 Gutt.	Guttae	滴剂
Inf.	Infusum	浸剂
Inhal.	Inhalatio	吸入剂
Inj.	Injectio	注射剂
Liq.	Liquor	溶液剂
Lot.	Lotio	洗剂
Mist.	Mistura	合剂
Naristill.	Naristilla	滴鼻剂

缩写词	拉丁文原形	中文
Ocul.	Oculentum	眼膏
Past.	Pasta	糊剂
Pil.	Pilulae	丸剂
Pulv.	Pulvis	粉剂
Sol.	Solutio	溶液剂
Spirit.	Spiritus	醑剂
Syr.	Syrupus	糖浆剂
Tab.	Tabellae	片剂
Tint. 或 Tinct.	Tinctura	酊剂
Ung.	unguentum	软膏

3. 常用形容词缩写词

缩写词	拉丁文原形	中文
alb.	albus, a, um	白色的
Com. 或 Co.	compositus, a, um	复方的
dil.	dilutus, a, um	稀的
dulc.	dulcis, e	甜的
fort.	fortis, e	强的，浓的
lev.	levis, e	轻的
medic.	medicinalis, e	药用的
mit.	mitis, e	弱的
moll.	mollis, e	轻的
nig.	niger, gra, grum	黑的
sat.	saturatus, a, um	饱和的
solub.	solubilis, e	可溶解的
sic.	siccus, a, um	干燥的

复习思考题

1.什么是处方？处方的意义有哪些？

2.处方的结构主要包括哪些部分？

3.缩写词的缩写方法主要有哪些？

4.单项选择题

（1）处方内容包括（　　）

 A. 前记、上记、下记   B. 上记、正文、下记

 C. 前记、正文、后记   D. 上记、中记、下记

（2）属于处方中记部分的为（　　）

 A. Rp

 B. Misturae Glycyrrhizae Compositae 100. 0

 C. Signa: 10ml.t.i.d.

 D. Da tales doses numero 30

5.用缩写词写出下列词或词组并译成汉语。

（1）Recipe　　　　　（2）Misce Da Signa　　　　（3）ad usum externum

（4）per os　　　　　（5）quaque 8 hora　　　　　（6）post testum cutis

（7）statim　　　　　（8）ter in die　　　　　　　（9）injectio intramuscularis

（10）hora somni　　（11）Aqua Destillata　　　　　（12）pro infantibus

（13）post cibos　　　（14）Da tales doese　　　　　（15）injectio intravenosa gttuatim

6.　将下列词组先译成拉丁语再写出缩写词

（1）混合制成合剂　（2）空腹时　（3）静脉注射　（4）给予同量　（5）每日1次

（6）首次服用2个　（7）遵照医嘱　（8）国际单位　（9）用前振摇　（10）分为等份

第二节　处方规则、处方种类和处方法

一、处方规则

（一）处方管理

为促进处方管理规范化，保障临床用药合理，医疗安全有效，中华人民共和国卫生部（现国家卫生健康委员会）根据《执业药师法》《药品管理法》《医疗机构管理条例》《麻醉药品和精神药品管理条例》等相关法律、法规，制定了《处方管理办法》，已于2006年11月27日公布，并宣布自2007年5月1日起施行。本办法适用于与处方开具、调剂、保管相关的医疗机构及其人员。处方药应当凭医师处方销售、调剂和使用。

（二）处方规则

医疗处方的开具和管理必须符合相关规则，现按《处方管理办法》的要求，从以下几个主要方面进行说明：

1. 处方标准

处方标准由卫生部统一规定，处方内容含前记、正文、后记，普通处方、急诊处方、儿科处方、麻醉药品处方的印刷用纸应分别为白色、淡黄色、淡绿色、淡红色，并在处方右上角以文字注明。处方格式由各省级卫生行政部门统一制定，医疗机构按照规定的标准和格式印制。医师须在统一印制的专用处方笺上开写处方。

2. 患者信息描述

每张处方限于1名患者的用药信息。患者一般情况、临床诊断填写清晰、完整，并与病历记载相一致。患者年龄应当填写实足年龄，新生儿、婴幼儿写日、月龄，必要时要注明体重。处方字迹清楚，不得涂改；如需修改，应当在修改处签名并注明修改日期。

3. 药品信息描述

①西药和中成药可以分别开具处方，也可以开具1张处方，中药饮片应当单独开具处方。开具西药、中成药处方，每1种药品应当另起1行，每张处方不得超过5种药品。

②药品名称应当使用规范的中文名称书写，没有中文名称的可以使用规范的英文名称书写；医疗机构或者医师、药师不得自行编制药品缩写名称或者使用代号；书写药品名称、剂量、规格、用法、用量要准确规范，药品用法可用规范的中文、英文、拉丁文全称或者缩写体书写，但

不得使用"遵医嘱""自用"等含糊不清的字句。

③中药饮片处方的书写，一般应当按照"君、臣、佐、使"的顺序排列；调剂、煎煮的特殊要求注明在药品右上方，并加括号，如布包、先煎、后下等；对饮片的产地、炮制有特殊要求的，应当在药品名称之前写明。

④药品用法用量应当按照药品说明书规定的常规用法用量使用，特殊情况需要超剂量使用时，应当注明原因并再次签名。

⑤药品剂量与数量用阿拉伯数字书写。剂量应当使用法定剂量单位：重量以克（g）、毫克（mg）为单位；容量以升（L）、毫升（mL）为单位；国际单位（i.u.）、单位（u.）；中药饮片以克（g）为单位。

⑥片剂、丸剂、胶囊剂、颗粒剂分别以片、丸、粒、袋为单位；溶液剂以支、瓶为单位；软膏及乳膏剂以支、盒为单位；注射剂以支、瓶为单位，应当注明含量；中药饮片以剂为单位。

4. 书写字迹

字迹清楚，不得涂改；如需修改，应当在修改处签名并注明修改日期。

5. 处方责任

开具处方后的空白处划一斜线以示处方完毕。处方医师的签名式样和专用签章应当与院内药学部门留样备查的式样一致，不得任意改动，否则应当重新登记留样备案。

6. 处方的开具

①处方开具当日有效。特殊情况需延长有效期的，由开具处方的医师注明有效期限，但有效期最长不得超过3天。

②处方一般不得超过7日用量；急诊处方一般不得超过3日用量；对于某些慢性病、老年病或特殊情况，处方用量可适当延长，但医师应当注明理由。医疗用毒性药品、放射性药品的处方用量应当严格按照国家有关规定执行。

③医师利用计算机开具、传递普通处方时，应当同时打印出纸质处方，其格式与手写处方一致；打印的纸质处方经签名或者加盖签章后有效。药师核发药品时，应当核对打印的纸质处方，无误后发给药品，并将打印的纸质处方与计算机传递处方同时收存备查。

7. 处方的保存

处方由调剂处方药品的医疗机构妥善保存。普通处方、急诊处方、儿科处方保存期限为1年，医疗用毒性药品、第二类精神药品处方保存期限为2年，麻醉药品和第一类精神药品处方保存期限为3年。

8. 关于药品购买

除麻醉药品、精神药品、医疗用毒性药品和儿科处方外，医疗机构不得限制门诊就诊人员持处方到药品零售企业购药。

9. 药师的职责和管理

①只有取得药学专业技术职务任职资格的人员方可从事处方调剂工作。具有药师以上专业技术职务任职资格的人员负责处方审核、评估、核对、发药以及安全用药指导；药士从事处方调配工作。

②药师应当认真逐项检查处方前记、正文和后记书写是否清晰、完整，并确认处方的合法性。

③对处方用药适宜性进行以下内容的审核：规定必须做皮试的药品，处方医师是否注明过敏试验及结果的判定；处方用药与临床诊断的相符性；剂量、用法的正确性；选用剂型与给药途径

的合理性；是否有重复给药现象；是否有潜在临床意义的药物相互作用和配伍禁忌；其他用药不适宜情况。

④经处方审核后，认为存在用药不适宜时，应当告知处方医师，请其确认或者重新开具处方。药师发现严重不合理用药或者用药错误，应当拒绝调剂，及时告知处方医师，并应当记录，按照有关规定报告。

⑤应当按照操作规程调剂处方药品。认真审核处方，准确调配药品，正确书写药袋或粘贴标签，注明患者姓名和药品名称、用法、用量、包装；向患者交付药品时，按照药品说明书或者处方用法，进行用药交待与指导，包括每种药品的用法、用量、注意事项等。

⑥调剂处方时必须做到"四查十对"。查处方，对科别、姓名、年龄；查药品，对药名、剂型、规格、数量；查配伍禁忌，对药品性状、用法用量；查用药合理性，对临床诊断。

⑦在完成处方调剂后，应当在处方上签名或者加盖专用签章。签名或者专用签章式样应当在本机构留样备查。

二、处方种类和处方法

（一）处方的种类

1. 法定处方

法定处方是国家药典、部（局）颁标准、地方标准收载的处方，具有法律效力，处方内容不得随意变更，适用于一定规模的生产和调配。药品生产单位应严格按照法定处方规定的药品种类、剂量和剂型、规格、含量等进行配制生产。

2. 协定处方

协定处方是医院药房根据经常性医疗需要，由医师和药剂人员共同协商制定的处方。适用于医疗单位内部批量配制或做成预制剂。主要解决配方数量多的处方，以加快配方速度。其制剂只能在协定处方的制定单位使用。在传统方剂研究及新药开发等实践中常用。

3. 医疗处方

医疗处方是经注册的执业医师或经注册的执业助理医师根据某个患者的治疗需要而开写的处方，适用于临床实践。

（二）处方法

1. 单量法

单量法是按药物单个剂量开写处方的方法。处方中药品名称后面的剂量为剂型规格或一次量，处方中要写明剂型规格的总数或给药的总次数。

此法适用于开写可数剂型的处方，如片剂、丸剂、胶囊剂、栓剂、注射剂等药物。例如：

Rp.

Tabellae Andrographidis Com.　0.4g

Da tales doses Numero 40

Signa: 1.6g. t.i.d.

译文：

取

复方穿心莲片　0.4g

给予同等剂量40份

标记：每日3次，每次4片。

2. 总量法

总量法是按药物总剂量开写处方的方法。处方中药品名称后面的剂量为药物的总剂量，标记项中写明一次用药量。

此法适用于开写不可数剂型的处方，如合剂、溶液剂、糖浆剂、酊剂、洗剂、擦剂、软膏剂等药物。例如：

Rp.

Syr. Glycyrrhizae Com.　100.0

Sig.: 10mL.　t.i.d.　p.c.

译文：

取

复方甘草糖浆　100mL

标记：每日3次，每次10mL，饭后服用。

三、处方示例

例1

Rp.

Pilulae Olei Rhododendri Daurici　0.1

Da tales doses Numero　30

S.: 0.3g.　t.i.d.

译文：

取

满山红油滴丸　0.1g

给予同等剂量　30丸

标记：每日3次，每次3丸。

例2

Rp.

Naristill. Olei Menthae Com.　10.0

S.: gut.2 p.r.n.

译文：

取

复方薄荷油滴鼻液　10mL

标记：必要时滴2滴。

例3

Rp.

Pilulae Crataegi　9.0

D.t.d.　No.10

S.: 9g.　t.i.d.

译文：

取

山楂丸　9g

给予同等剂量　10丸

标记：每日3次，每次1丸。

注：药物的计量名词为克（g）或毫升（mL）时，"g"和"mL"可以省略，在整数后加小数点和一个"0"即可。但其他计量名词，如毫克（mg）、微克（µg）、纳克（ng）、升（L）、国际单位（i.u.）等不能省略，必须写明。

例4

Rp.

Inj.Penicillini　400 000 i.u.×12

S.: 400000 i.u.　b.i.d.　i.m.　c.t.

译文：

取

青霉素注射液　40万单位

给予同等剂量　12支

标记：每日2次，每次1支，肌内注射。先做皮试。

注：以乘号"×"写在剂型规格后面是处方的简化形式，表示D.t.d.No.。

例5

Rp.

Tabellae Aspirini Com. 0.5×6 / 0.5　t.i.d.　p.c.

译文：

取

复方阿司匹林片　0.5g

给予同量　6份

标记：每日3次，每次1片，饭后服。

注：此处斜号"/"表示Sig.，为处方的简化方式。

例6

Rp.

Inj.Bupleuri　2.0

D.S.: 2mL. pro.dos. i.m.

译文：

取

柴胡注射液　2mL

给予，标记：一次量1支，肌内注射。

例7

Rp.

Zinci Oxydi　25.0

Amyli　25.0

Adipis Lanae　25.0

Vaselini　25.0

M.f.past.

S.: ad us.ext.

译文：

取

氧化锌 25g

淀粉 25g

羊毛脂 25g

凡士林 25g

混合，制成糊剂。

标记：外用。

例 8

Rp.

Codeini Phosphatis 0.15

Ammonii Chloridi 5.0

Syrupi Citri 20.0

Aq.Dest. ad 100.0

M.f.mist.

S.: 10mL. t.i.d. p.c.

译文：

取

磷酸可待因 0.15g

氯化铵 5g

陈皮糖浆 20mL

加蒸馏水至 100mL

混合，制成合剂。

标记：每日 3 次，每次 10mL，饭后服用。

例 9

Rp.

Gentamycini Sulfatis pro inj. 80mg.

Aq.pro Inj.sterilis 2.0×6

S.: 80mg./2mL. b.i.d. i.m.

译文：

取

注射用硫酸庆大霉素 80mg

灭菌注射用水 2mL×6

标记：每日 2 次，每次 1 安瓿，肌内注射。

注：此处斜号"／"表示两种药物混和在一起使用。

例 10

Rp.

Bupleuri Radicis 24.0

Scutellariae Radicis　9.0

Ginseng Radicis　9.0

Glycyrrhizae Radicis　9.0

Pinelliae Rhizomatis　9.0

Zingiberis Rhizomatis Recentis　9.0

Jujubae Fructus　9.0

Contundo fiant pil.

Sig.: 9g. t.i.d. p.o.

译文：

取

柴胡　24g

黄芩　9g

人参　9g

甘草　9g

半夏　9g

生姜　9g

大枣　9g

捣碎，制成丸剂。

标记：每日3次，每次9g，口服。

复习思考题

1.处方的种类主要有哪些?

2.开写处方的方法有哪些?

3.单项选择题

（1）普通处方、急诊处方、儿科处方和麻醉药品处方的印刷用纸分别为（　）

　　A.淡黄色、白色、淡红色、淡绿色　　　　B.白色、淡黄色、淡绿色、淡红色

　　C.淡绿色、淡红色、白色、淡黄色　　　　D.白色、淡黄色、淡红色、淡绿色

（2）按处方的性质分可分为（　　）

　　A.法定处方、协定处方、医疗处方　　　　B.完整处方、简单处方、医疗处方

　　C.法定处方、协定处方、完整处方　　　　D.法定处方、医疗处方、完整处方

（3）下列关于处方的开具描述正确的是（　）

　　A.每张处方限于2名患者的用药

　　B.西药和中成药可以分别开具处方,但不可以开具一张处方

　　C.患者年龄可以填写虚岁

　　D.药品剂量与数量用阿拉伯数字书写

（4）下列关于处方的调剂描述不正确的是（　）

　　A.药师应当凭医师处方调剂处方药品

　　B.药师对于不规范处方或者不能判定其合法性的处方,不得调剂

　　C.药师经处方审核后,认为存在用药不适宜时,应当拒绝调剂

　　D.药士从事处方调配工作

（5）药师调剂处方时必须做到"四查十对"，"四查"指的是（　　）

   A. 查处方、查药品、查配伍禁忌、查临床诊断

   B. 查处方、查药品、查配伍禁忌、查用药合理性

   C. 查处方、查药品、查用法用量、查临床诊断

   D. 查处方、查药名、查配伍禁忌、查用药合理性

（6）可用总量法的药物包括（　　）

   A. 合剂、溶液剂、片剂   B. 糖浆剂、软膏剂、片剂

   C. 合剂、糖浆剂、溶液剂   D. 片剂、胶囊剂、丸剂

（7）可用单量法的药物包括（　　）

   A. 酊剂、溶液剂、胶囊剂   B. 丸剂、软膏剂、片剂

   C. 合剂、酊剂、溶液剂   D. 注射剂、胶囊剂、丸剂

（8）下列处方开写正确的是（　　）

   A.Rp.

        Tabellae Acidi Folici 5mg.

  Da tales doses Numero 30

  Signa: 5mg.

   B.Rp.

        Tabellae Acidi Folici 5mg.

  Da tales doses Numero 30

  Signa: 5mg. t.i.d.

   C. Rp.

        Tabellae Acidi Folici 5mg.

  Signa: 5mg. t.i.d.

   D.Rp.

        Tabellae Acidi Folici 5mg.

  Signa: 5 mg. t.i.d. Da tales doses Numero 30

4. 用缩写词写出下列单词和词组

（1）Tabella

（2）Injectio Hypodermic

（3）per os

（4）ter in die

（5）Sulfamethoxazolum

5. 将下列处方译成中文

（1）Rp.

Tabellae Salviae Miltiorrhizae Compositae   0.3

Da tales doses No.30

Signa: 0.9g. ter in die

（2）Rp.

Tincturae Gentianae Com.   30.0

Signa: 3mL. t.i.d.

（3）Rp.

Tinct.Belladonnae　5.0

Tinct.Camphorae Com.　20.0

Tinct.Aurantii　1.0

Syr.Simplicis　20.0

Aq. Dest. q.s.　ad 100.0

M.f.mist.

D.S.: 10mL. t.i.d.

（4）Rp.

Inj.Astragali　10.0×3

S.: 10mL. s.i.d.　i.v.gtt.

（5）Rp.

Naristill.Ephedrini 1%　10.0

S.: gut.2　p.r.n.

6.将下列处方译成拉丁文

（1）取益母草浸流膏100mL。标记：每日3次，每次10mL。

（2）取规格为0.45g的复方鱼腥草片40片。标记：每日3次，每次4片。

（3）取复方薄荷脑软膏10g。标记：外用。

（4）取青霉素80万单位，灭菌注射用水2mL，各给予同等剂量3份。标记：每日2次，每次40万单位，肌内注射，先做皮试。

（5）取人参、干姜、甘草、白术各27g。混合，制成丸剂。标记：每次9g，每日2~3次。

附录一
五种变格法名词词尾表

变格法		一	二		三				四		五
					不等音节名词		等音节名词				
数	格	f.	m.f.	n.	m.f.	n.	m.f.	n.	m.(f.)	n.	f.
单数	主格	-a	-us,-er	-um	多种结尾		-is,-es	-e	-us	-u	-es
	属格	-ae	-i		-is		-is		-us		-ei
	宾格	-am	-um	同主格	-em	同主格	-em,-im	同主格	-um	同主格	em
	夺格	-a	-o		-e		-e(-i)	-i	-u		-e
复数	主格	-ae	-i	-a	-es	-a	-es	-ia	-um	-ua	-es
	属格	-arum	-orum		-um, -ium		-ium		-uum		-erum
	宾格	-as	-os	同主格	-es	同主格	-es	同主格	-us	同主格	-es
	夺格	-is	-is		-ibus		-ibus		-ibus		-ebus

两类形容词变格法词尾表

数	格	第一类形容词			第二类形容词	
		m.	f.	n.	m. f.	n.
单数	主格	–us –er	–a	–um	多种结尾	多种结尾
	属格	–i	–ae	–i	–is	–is
	宾格	–um	–am	–um	–em	同主格
	夺格	–o	–a	–o	–i	–i
复数	主格	–i	–ae	–a	–es	–ia
	属格	–orum	–arum	–orum	–ium	–ium
	宾格	–os	–as	–a	–es	–ia
	夺格	–is	–is	–is	–is	–ibus

附录三
拉丁语数词表

阿拉伯数字	罗马数字	基数词（几个）	序数词（第几）	副数词（几次）
1	I	unus, a, um	primus, a, um	semel
2	II	duo, duae, duo	secundus, a, um	bis
3	III	tres, tria	tertius, a, um	ter
4	IV	quattuor	quartus, a, um	quater
5	V	quinque	quintus, a, um	quinquies
6	VI	sex	sextus, a, um	sexies
7	VII	septem	septimus, a, um	septies
8	VIII	octo	octavus, a, um	octies
9	IX	novem	nonus, a, um	novies
10	X	decem	decimus, a, um	decies
11	XI	undecim	undecimus, a, um	undecies
12	XII	duodecim	duodecimus, a, um	duodecies
13	XIII	tredecim	tertius decimus	tredecies
14	XIV	quattuordecim	quartus decimus	quattuordecies
15	XV	quindecim	quintus decimus	quindecies
16	XVI	sedecim	sextus decimus	sedecies
17	XVII	septemdecim	septimus decimus	septies decies
18	XVIII	duodeviginti	duodevicesimus, a, um	duodevicies
19	XIX	undeviginti	undevicesimus, a, um	undevicies
20	XX	viginti	vicesimus, a, um	vicies
21	XXI	viginti unus	vicesimus primus	semel et vicies
22	XXII	viginti duo	vicesimus alter	bis et vicies
23	XXIII	viginti tres	vicesimus tertius	ter et vicies
28	XXVIII	duodetriginta	duodetricesimus, a, um	duodetricies
29	XXIX	undetriginta	undetricesimus, a, um	undetricies
30	XXX	triginta	tricesimus, a, um	tricies
40	XL	quadraginta	quadragesimus, a, um	quadragies
50	L	quinquaginta	quinquagesimus, a, um	quinquagies
60	LX	sexaginta	sexagesimus, a, um	sexagies

续表

阿拉伯数字	罗马数字	基数词（几个）	序数词（第几）	副数词（几次）
70	LXX	septuaginta	septuagesimus, a, um	septuagies
80	LXXX	octoginta	octogesimus, a, um	octogies
90	XC	nonaginta	nonagesimus, a, um	nonagies
100	C	centum	centesimus, a, um	centies
200	CC	ducenti, ae, a	ducentesimus, a, um	ducenties
300	CCC	trecenti, ae, a	trecentesimus, a, um	trecenties
400	CCCC	quadringenti, ae, a	quadringentesimus, a, um	quadringenties
500	D	quingenti, ae, a	quingentesimus, a, um	quingenties
600	DC	sescenti, ae, a	sescentesimus, a, um	sescenties
700	DCC	septingenti, ae, a	septingentesimus, a, um	septingenties
800	DCCC	octingenti, ae, a	octingentesimus, a, um	octingenties
900	DCCCC	nongenti, ae, a	nongentesimus, a, um	nongenties
1000	M	mille	millesimus, a, um	millies, a, um

附录四
常用医药名拉英转化规律简介

拉丁语和英语的关系极为密切，医药英语中有许多词汇是沿用拉丁语或由拉丁语转化而来的，其读音和拼写均与拉丁语有关。下面就常用医药名拉丁语转化为英语的一般规律进行简要总结。

一、拉丁语转化为英语的一般规律

（一）名词

1. 拉丁语与英语形式完全相同。如大多数化学元素名称和一些外来语医药名称：

拉丁语	英语	汉语
Aluminium	Aluminium	铝
Argentum	Argentum	银
Bismuthum	Bismuthum	铋
Calcium	Calcium	钙
Megnesium	Megnesium	镁
Aorta	Aorta	主动脉
Colon	Colon	结肠
Digitalis	Digitalis	洋地黄
Ginkgo	Ginkgo	银杏
Ginseng	Ginseng	人参
Stupor	Stupor	昏迷，木僵
Ulcer	Ulcer	溃疡
Agar	Agar	琼脂

部分化学元素名称，拉丁语和英语不同，例如：

拉丁语	英语	汉语
Chlorum	Chlori	氯
Kalium	Potasium	钾
Natrium	Sodium	钠
Oxygenium	Oxygen	氧
Zincum	Zinc	锌

药典中的钾和钠，英语分别是Potasium和Sodium。

2.拉丁语去掉词尾 –a（阴性），–us（阳性），–um（中性），即为英语。例如：

拉丁语	英语	汉语
Aspirinum	Aspirin	阿司匹林
Camphora	Camphor	樟脑
Cataracta	Cataract	青霉素
cella	cell	细胞
digitum	digit	指、趾
Extractum	Extract	浸膏
penicillinum	penicillin	白内障
rheumatismus	rheumatism	风湿病
Syrupus	Syrup	糖浆
Unguentum	Unguent	软膏
Vitaminum	Vitamin	维生素

3.拉丁语去掉词尾 –a，–us，–um等，加 –e（不发音），即为英语。例如：

拉丁语	英语	汉语
Adrenalinum	Adrenaline	肾上腺素
appetitum	appetite	食欲
Aatropinum	Atropine	阿托品
Capsula	Capsule	胶囊
Chloridum	Chloride	氯化物
clavicula	clavicule	锁骨
condylus	condyle	髁
Glucosum	Glucose	葡萄糖
Granula	Granule	颗粒剂
Hydrochloridum	Hydrochloride	氢氧化物
intestinum	intestine	肠
medicina	medicine	医学
Morphinum	Morphine	吗啡
nervus	nerve	神经
Pilula	Pilule	丸剂
pulsus	pulse	脉搏
temperatura	temperature	温度
Thyroxinum	Thyroxine	甲状腺素
Tinctura	Tincture	酊剂
varicosum	varicose	静脉曲张

4.拉丁语结尾为 –as，–is（含氧酸盐），去掉s，加 –te，即为英语。例如：

拉丁语	英语	汉语
Acetas	Acetate	醋酸盐
Bicarbonas	Bicarbonate	碳酸氢盐
Nitris	Nitrite	亚硝酸盐
Sulfas	Sulfate	硫酸盐
Sulfis	Sulfite	亚硫酸盐

5. 拉丁语词尾去 –ia，–ius，–ium，改为 y，即为英语。例如：

拉丁语	英语	汉语
anatomia	anatomy	解剖
arteria	artery	动脉
collutorium	collutory	含漱剂
Mercurius	Mercury	汞，水银

6. 拉丁语词尾去 –tio，改为 –tion，即为英语。例如：

拉丁语	英语	汉语
inhalatio	inhalation	吸入剂
Injectio	Injection	注射剂
Lotio	Lotion	洗剂
operatio	operation	手术
Solutio	Solution	溶液

（二）形容词

1. 将拉丁语的词尾 –us，–a，–um 去掉，即为英语。例如：

拉丁语	英语	汉语
acidus, a, um	acid	酸性的（adj.）；酸（n.）
boricus, a, um	boric	硼酸的
folicus, a, um	folic	叶酸的
gravidus, a, um	gravid	妊娠的
liquidus, a, um	liquid	液体的（adj.）；液体（n.）
nitricus, a, um	nitric	硝酸的

2. 将拉丁语的词尾 –us，–a，–um 去掉，加 e，即为英语。例如：

拉丁语	英语	汉语
acutus, a, um	acute	急性的
concentratus, a, um	concentrate	浓缩（v.）；浓的（adj.）
dilutus, a, um	dilute	稀释（v.）；稀的（adj.）

3. 将拉丁语的词尾 –ius，–ia，–ium 去掉，加 y，即为英语。例如：

拉丁语	英语	汉语
pulmonarius, a, um	pulmonary	肺的
sanitarius, a, um	sanitary	卫生的
sensorius, a, um	sensory	感觉的
veterinarius, a, um	veterinary	兽医的

4. 将拉丁语的词尾 –plex 去掉 x，即为英语。例如：

拉丁语	英语	汉语
multiplex	multiple	多数的，多倍的
simplex	simple	单的，单一的
triplex	triple	三倍的

二、药名拉英词序比较

（一）词序相同

1. 中药材名举例

拉丁语	英语	汉语
Ginkgo Semen	Ginkgo Seed	白果
Foeniculi Fructus	Fennel Fruit	小茴香
Coptidis Rhizoma	Coptis Root	黄连
Ginseng Radix et Rhizoma	Ginseng Root	人参

2. 盐类药名（包括卤化物、氧化物、氢氧化物）举例

拉丁语	英语	汉语
Atropini sulfas	Atropine Sulfate	硫酸阿托品
Codeini Phosphas	Codeine Phosphate	磷酸可待因
Calcii Chloridum	Calcium Chloride	氯化钙
Natrii Nitris	Sodium Nitrite	亚硝酸钠

（二）词序相反

1. 制剂类药名举例

拉丁语	英语	汉语
Tinctura Belladonnae	Belladona Tincture	颠茄酊
Tabellae Aminophyllini	Aminophyllin Tablets	氨茶碱片
Syrupus Codeini Phosphatis	Codeine Phosphate Syrup	磷酸可待因糖浆
Syrupus Ferrosi Sulfatis	Ferrous Sulfate Syrup	硫酸亚铁糖浆
Injectio Atropini Sulfatis	Atropine Sulfate Injection	硫酸阿托品注射液

2. 酸类药名举例

拉丁语	英语	汉语
Acidum Aceticum	Acetic Acid	醋酸
Acidum Folicum	Folic Acid	叶酸
Acidum Nitricum	Nitric Acid	硝酸
Acidum Salicylicum	Salicyli Acid	水杨酸
Acidum Sulfuricum	Sulfuric Acid	硫酸

3. 生物制品名举例

拉丁语	英语	汉语
Antitoxinum Diphthericum	Diphtheria Antitoxin	白喉抗毒素
Vaccinum Cholerae	Cholera Vaccine	霍乱疫苗

附录五
常用拉汉词汇表

A

a, ab, abs, praep. abl. 自，从，被

aa, ana adv. 各，均

abdōmen, inis, n. 腹，腹部

abdominālis, e, adj. 腹的，腹部的

Abelmoschi Corolla 黄蜀葵花（中药材）

Abelmoschus manihot (L.) Medic. 黄蜀葵

abōrtus, us, m. 流产

Abri Herba 鸡骨草（中药材）

Abrus, i, m. 相思子属

Abrus cantoniensis Hance 广州相思子

abscēssus, us, m. 脓肿

Absinthĭum, i, n. 苦艾属

absolūtus, a, um, adj. 独立的

absōrbens, ēntis, adj. 吸附的

absorbĕo, ēre, v. 吸收

absorptĭo, ōnis, f. 吸收作用

abūsus, us, m. 滥用

Abutĭlon, i, n. 苘麻属（希）

Abutilon theophrasti Medic. 苘麻

Abutili Semen 苘麻子（中药材）

Acacia catechu (L. f.) Willd. 儿茶

Acanthaceae 爵床科

Acanthopanacis Cortex 五加皮（中药材）

Acanthopānax, ācis, m. 五加属

Acanthopanax gracilistylus W. W. Smith 细柱五加

Acanthopanax senticosus (Rupr. et Maxim.) Harms 刺五加

Acanthopanacis Senticosi Radix et Rhizoma seu

Caulis 刺五加（中药材）

accurāte, adv. 细心地

acer, acris, acre, adj. 尖锐的，急性的，辛辣的

acétas, ātis, m. 醋酸盐

acetazolamĭdum, i, n. 乙酸唑胺

acetĭcus, a, um, adj. 醋酸的

acetōnum, i, n. 丙酮

acētum, i, n. 醋

acetylcysteĭnum, i, n. 乙酰半胱氨酸

acetylsalicylĭcus, a, um, adj. 乙酰水杨酸的

Achillea alpina L. 蓍

Achilleae Herba 蓍草（中药材）

Achyranthes, is, f. 牛膝属

Achyranthes bidentata Bl. 牛膝

Achyranthis Bidentatae Radix 牛膝（中药材）

Acidum Stearicum 硬脂酸

Acidum Undecylenicum 十一烯酸

acĭdum, i, n. 酸

acidus, a, um, adj. 酸性的

acne, es, f. 痤疮

Aconiti Kusnezoffii Folium 草乌叶（中药材）

Aconiti Kusnezoffii Radix 草乌（中药材）

Aconiti Kusnezoffii Radix Cocta 制草乌（中药材）

Aconiti Lateralis Radix Praeparata 附子（中药材）

Aconiti Radix 川乌（中药材）

Aconiti Radix Cocta 制川乌（中药材）

Aconitĭnum, i, n. 乌头碱

Aconitum, i, n. 乌头属

Aconitum carmichaelii Debx. 乌头

Aconitum kusnezoffii Reichb. 北乌头

Acori Calami Rhizoma 藏菖蒲（中药材）

Acori Tatarinowii Rhizoma 石菖蒲（中药材）

Acōrus, i, m. 菖蒲属

Acorus tatarinowii Schott 石菖蒲

actio, onis, f. 活动，能力

activātus, a, um, adj. 活化的

activitas, atis, f. 活动性

activus, a, um, adj. 有效的

acupunctūra, ae, f. 针灸

acus, us, f. 针

ad, praep. acc. 至，到，用于

adaptatio, ōnis, f. 适应

addenda, ae, f. 附录

addo, ĕre, v. 加

adenoma, atis, n. 腺瘤

Adenophŏra, ae, f. 沙参属

Adenophora stricta Miq. 沙参

Adenophora tetraphylla (Thunb.) Fisch. 轮叶沙参

Adenophorae Radix 南沙参（中药材）

adenosinum, i, n. 腺苷

adeps, ĭpis, m. f. 脂肪

adgrōto, āre, v. 患病

adhaerĕo, ēre, v. 附贴，贴紧

adhaesivus, a, um, adj. 有黏性的

adhibĕo, ēre, v. 用，敷药

adipiodōnum, i, n. 胆影酸

adipōsus, a, um, adj. 多脂肪的

adjŭvans, āntis 辅助的，辅药

adjŭvo, ēre, v. 帮助，辅佐

admiscĕo, ēre, v. 混入

admovĕo, ēre, v. 移近

adrenalinum, i, n. 肾上腺素

adsorbātus, a, um, adj. 吸收的

advērsus, a, um, adj. 反面的

advērsus, praep. acc. 相反，反对

aeger, gra, grum, adj. 病人的

aequālis, e, adj. 相等的，均等的

aër, aëris, m. 空气

aerobios, i, m. 嗜氧菌

aërosōlum, i, n. 气雾剂

Aescŭlus, i, f. 七叶树属

aestivus, a, um, adj. 夏天的

aether, ĕris, m. 乙醚

aethyl, aethylis, n. 乙基

agar, indecl. n.（f.）琼脂

Agastāche, is, f. 藿香属

agito, āre, v. 振摇

Agkistrodon 蕲蛇（中药材）

Agkistrodon acutus (Güenther) 五步蛇

ago, ĕre, v. 做，驱使

Agrimonĭa, ae, f. 龙芽草属

Agrimonia pilosa Ledeb. 龙芽草

Agrimoniae Herba 龙芽草，仙鹤草（中药材）

Agrimophōlum, i, n. 鹤草酚

Ailānthus, i, f. 臭椿属

Ajuga decumbens Thunb. 筋骨草

Ajugae Herba 筋骨草（中药材）

Akebĭa, ae, f. 木通属

Akebia quinata (Thunb.) Decne. 木通

Akebia trifoliata (Thunb.) Koidz. 三叶木通

Akebia trifoliata (Thunb.) Koidz. var. *australis* (Diels) Rehd. 白木通

alāris, e, adj. 腋生的

albens, ēntis, adj. 微白的

Albizĭa, ae, f. 合欢属

Albizia julibrissin Durazz. 合欢

Albiziae Cortex 合欢皮（中药材）

Albiziae Flos 合欢花（中药材）

albūmen, ĭnis, n. 蛋白，胚乳

albuminuria, ae, f. 蛋白尿

albus, a, um, adj. 白色的

alcălis, idis, f. 碱

alcaloĭdum, i, n. 生物碱

alcaloĭdus, a, um, adj. 碱性的

alcŏhol, ōlis, n.m. 乙醇，酒精

alcoholismus, i, n. 醇中毒

aldehydrĭcus, a, um, adj. 醛的

aldocellulōsum, i, n. 醛基纤维素

alga, ae, f. 藻

alignĭnum, i, n. 木质胶

Alisma, ătis, f. 泽泻属（希）

Alisma orientale (Sam.) Juzep. 东方泽泻

Alisma plantago-aquatica L. 泽泻

Alismataceae 泽泻科

Alismatis Rhizoma 泽泻（中药材）

alkǎli. indecl. n. 碱

alkalǐcus, a, um, adj. 碱性的

alkaloǐdum, i, n. 生物碱

Allii Macrostemonis Bulbus 薤白（中药材）

Allii Sativi Bulbus 大蒜（中药材）

Allii Tuberosi Semen 韭菜子（中药材）

Allium, i, n. 葱属

Allium chinense G. Don 薤

Allium macrostemon Bge. 小根蒜

Alliium sativum L. 大蒜

Allium tuberosum Rottl. ex Spreng. 韭菜

Aloë 芦荟（中药材）

Aloë, es, f. 芦荟属（希）

Aloë barbadensis Miller 库拉索芦荟

Aloe ferox Miller 好望角芦荟

Alpinǐa, ae, f. 山姜属

Alpinia galanga Willd. 大高良姜

Alpinia katsumadai Hayata 草豆蔻

Alpinia oxyphylla Miq. 益智

Alpiniae Katsumadai Semen 草豆蔻（中药材）

Alpiniae Officinarum Rhizoma 高良姜（中药材）

Alpiniae Oxyphyllae Fructus 益智（中药材）

alter, era, erum 第二，另一个

altērnus, a, um, adj. 隔开一个的

altus, a, um, adj. 高的

Alumen 白矾（中药材）

alūmen, ǐnis, n. 明矾

Aluminii Hydroxydum 氢氧化铝

Aluminǐum, i, n. 铝

alveǒlus, i, m. 小泡，小槽

alvus, i, f. 腹

Amaranthaceae 苋科

Amarus, a, um, adj. 苦的

Amaryllidaceae 石蒜科

ambulantǐa, ae, f. 救护车

ambustūra, ae, f. 烫泡，灼伤

amenorrhōēa, ae, f. 经闭，停经

amidopyrinum, i, n. 氨基比林

amǐdus, a, um, adj. 酰胺的

aminochlorǐdum, i, n. 氨基氯化物

aminophyllǐnum, i, n. 氨茶碱

aminosalicylas, atis, m. 氨基水杨酸盐

ammonia, ae, f. 氨

Ammonii Chlrǐdum 氯化铵

ammonǐum, i, n. 胺

amo, āre, v. 爱，喜爱

amobarbitālum, i, n. 异戊巴比妥

Amomi Fructus 砂仁（中药材）

Amomi Rotundus Fructus 豆蔻（中药材）

Amǒmum, i, n. 豆蔻属

Amomum compactum Soland ex Maton 爪哇白豆蔻

Amomum kravanh Pierre ex Gagnep. 白豆蔻

Amomum longiligulare T.L. Wu 海南砂

Amomum tsao-ko Crevost et Lemaire 草果

Amomum villosum Lour. 阳春砂

Amomum villosum Lour. var. *xanthioides* T. L.Wu et Senjen 绿壳砂

Ampelopsis, is, f. 白蔹属

Ampelopsis Radix 白蔹（中药材）

Ampelopsis japonica (Thunb.) Makino 白蔹

amphanthǐum, i, n. 花托

ampicillǐnum, i, m. n. 氨苄青霉素

amplus, a, um, adj. 大的，宽的

ampūlla, ae, f. 安瓿剂

amyda, ae, f. 龟，甲鱼，鳖

amylacěus, a, um, adj. 淀粉的

amylum, i, n. 淀粉

ana, adv. 各，均

anaesthesǐa, ae, f. 麻醉，麻木

anaesthesǐcus, a, um, adj. 麻醉性的

analgǐnum, i, n. 安乃近

analysis, is, f. 分析

anatomǐa, ae, f. 解剖，解剖学

Andrographis, itis, f. 穿心莲属

Andrographis Herba 穿心莲（中药材）

Andrographis paniculata (Burm.f.) Nees 穿心莲

Anemarrhena, ae, f. 知母属

Anemarrhena asphodeloides Bge. 知母

Anemarrhenae Rhizoma 知母（中药材）

Anemōne, es, f. 银莲花属

Angelica, ae, f. 当归属

Angelica dahurica (Fisch. ex Hoffm.) Benth. et Hook. 白芷

Angelica dahurica (Fisch. ex Hoffm.) Benth. et Hook. var. *formosana* (Boiss.) Shan et Yuan 杭白芷

Angelica pubescens Maxim. f. *biserrata* Shan et Yuan 重齿毛当归

Angelica sinensis (Oliv.) Diels 当归

Angelicae Dahuricae Radix 白芷（中药材）

Angelicae Pubescentis Radix 独活（中药材）

Angelicae Sinensis Radix 当归（中药材）

angulus, i, m. 角，隅

angustifolius, a, um, adj. 狭叶的

anhydricus, a, um, adj. 无水的

animal, atis, n. 动物

animālis, e, adj. 动物的

Anisi Stellati Fructus 八角茴香（中药材）

anisodaminum, i, n. 山莨菪碱

annus, i, m. 岁，年

annǔus, a, um, adj. 一年生的

anorexia, ae, f. 食欲不振

ante, praep. acc. 在……前

antělops, opis, m. 羚羊

anthelminticum, i, n. 驱虫剂

anthelminticus, a, um, adj. 驱虫的

anthracēnum, i, n. 蒽

anthrachinōnum, i, n. 蒽醌

antiasthmaticus, a, um, adj. 抗喘息的

antibioticum, i, n. 抗生素

antibioticus, a, um, adj. 抗菌的

antidǒtum, i, n. 解毒剂

antidyphtericus, a, um, adj. 预防白喉的

antipyreticus, a, um, adj. 解热的

antiquus, a, um, adj. 古代的

antirheumatisans, antis, adj. 治风湿痛的

antisepticus, a, um, adj. 防腐的

antitetanicus, a, um, adj. 防破伤风的

Antitoxinum Botulinicum Purificātum 精制肉毒抗毒素

Antitoxinum Diphthericum Purificātum 精制白喉抗毒素

Antitoxinum Diphthericum Purificātum Cryodesiccātum 冻干精制白喉抗毒素

Antitoxinum Tetanicum 破伤风抗毒素

Antitoxinum Tetanicum Purificātum Cryodesiccātum 冻干精破伤风抗毒素

antitoxinum, i, n. 抗毒素

antivenēnum, i, n. 抗毒药

anuria, ae, f. 闭尿症

anus, i, m. 肛门

anus, indecl. n. 杏

apex, icis, m. 头顶，顶端

Apis cerana Fabricius 中华蜜蜂

Apis mellifera L. 意大利蜂

Apocynaceae 夹竹桃科

Apocynum, i, n. 罗布麻属

Apocynum venetum L. 罗布麻

Apocyni Veneti Folium 罗布麻叶（中药材）

apomorphinum, i, n. 阿扑吗啡

apoplexia, ae, f. 中风

appendicitis, idis, f. 阑尾炎

applico, āre, v. 敷贴

appositus, a, um, adj. 对照的

apricus, a, um, adj. 向阳的

apud, praep. acc. 按照，放

aqua, ae, f. 水，水剂

Aquifoliaceae 冬青科

Aquilaria, ae, f. 沉香属

Aquilaria sinensis (Lour.) Gilg 白木香

Aquilariae Lignum Resinatum 沉香（中药材）

aquōsus, a, um, adj. 多水的，含水的

arabicus, a, um, adj. 阿拉伯的

Araceae 天南星科

Arǎchis, idis, f. 落花生属

Araliaceae 五加科

Arbor, ŏris 树，乔木

Arca, ae, f. 蚶属

Arctii Fructus 牛蒡子（中药材）

Arctĭum, i, n. 牛蒡属

Arctium lappa L. 牛蒡

Ardisia crenata Sims 朱砂根

Ardisia japonica (Thunb.) Bl. 紫金牛

Ardisiae Crenatae Radix 朱砂根（中药材）

Ardisiae Japonicae Herba 矮地茶（中药材）

Areca catechu L. 槟榔

Arĕca, ae, f. 槟榔属

Arecae Pericarpium 大腹皮（中药材）

Arecae Semen 槟榔（中药材）

Arecae Semen Tostum 焦槟榔（中药材）

argentĕus, a, um, adj. 银质的

argentoproteĭnum, i, n. 蛋白银

argēntum, i, n. 银

arillus, i, m. 假种皮

Arisaema, ătis, n. 天南星属（希）

Arisaema amurense Maxim. 东北天南星

Arisaema cum Bile（胆汁）胆南星（中药材）

Arisaema erubescens (Wall.) Schott 天南星

Arisaema heterophyllum Bl. 异叶天南星

Arisaematis Rhizoma 天南星（中药材）

Arisaematis Rhizoma Praeparatum 制天南星（中药材）

Aristolochĭa, ae, f. 马兜铃属

Aristolochia debilis Sieb. et Zucc. 马兜铃

Aristolochiaceae 马兜铃科

armeniăca, ae, f. 杏仁

Armeniacae Semen Amarum 苦杏仁（中药材）

Arnebĭa, ae, f. 假紫草属

Arnebia euchroma (Royle) Johnst. 新疆紫草

Arnebia guttata Bunge 内蒙紫草

Arnebiae Radix 紫草（中药材）

arōma, atis, adj. 香味

aromaticus, a, um, adj. 芳香的，砷酸的

Arsenicum 砷

arsēnis, ĭtis, m. 亚砷酸盐

Artemisĭa, ae, f. 蒿属

Artemisia annua L. 黄花蒿

Artemisia argyi Levl. et Vant. 艾

Artemisia capillaris Thunb. 茵陈蒿

Artemisia scoparia Waldst. et Kit. 滨蒿

Artemisiae Annuae Herba 青蒿（中药材）

Artemisiae Argyi Folium 艾叶（中药材）

Artemisiae Scopariae Herba 茵陈（中药材）

Arterĭa, ae, f. 动脉

Arthritis, ĭdis, f. 关节炎

arvensis, e, adj. 野生的

Asari Radix et Rhizoma 细辛（中药材）

Asārum, i, n. 细辛属

Asarum heterotropoides Fr. Schmidt var. *mandshuricum* (Maxim.) Kitag. 北细辛

Asarum sieboldii Miq. 华细辛

Asarum sieboldii Miq. var. *seoulense* Nakai 汉城细辛

ascāris, ĭdis, f. 蛔虫

Asclepiadaceae 萝藦科

ascorbinĭcus, a, um, adj. 抗坏血酸的

asepticus, a, um, adj. 消毒的

Asiaticus, a, um, adj. 亚洲的

Asini Corii Colla 阿胶

Asparagi Radix 天冬（中药材）

Asparăgus, i, n. 天门冬属

Asparagus cochinchinensis (Lour.) Merr. 天冬

Asper, ĕra, ĕrum, adj. 带刺的

asphyxia, ae, f. 窒息

aspirīnum, i, n. 阿司匹林

Aspongopus 九香虫（中药材）

Aspongopus chinensis Dallas 九香虫

Aster tataricus L. f. 紫菀

Aster, ĕris, m. 紫菀属

Asteris Radix et Rhizoma 紫菀（中药材）

asthma, ătis, n. 喘息

Astragali Radix 黄芪（中药材）

Astragălus, i, m. 黄芪属

Astragalus complanatus R. Br. 扁茎黄芪

Astragalus membranaceus (Fisch.) Bge. 膜荚黄芪

Astragalus membranaceus (Fisch.) Bge. var.

mongholicus (Bge.) Hsiao 蒙古黄芪

ater, ra, rum, adj. 黑的

atomĭcus, a, um, adj. 原子的

atōmus, i, f. 原子

Atractylōdes, is, f. 苍术属

Atractylodes chinensis (DC.) Koidz. 北苍术

Atractylodes lancea (Thunb.) DC. 茅苍术

Atractylodes macrocephala Koidz. 白术

Atractylodis Macrocephalae Rhizoma 白术（中药材）

Atractylodis Rhizoma 苍术（中药材）

Atropa, ae, f. 颠茄属

atropīnum, i, n. 阿托品

atrovĭrens, ēntis, adj. 深绿色的

attēnte, adv. 仔细地

Aucklandĭa, ae, f. 云木香属

Aucklandia lappa Decne. 木香

Aucklandiae Radix 木香（中药材）

Aurantii Fructus 枳壳（中药材）

Aurantii Fructus Immaturus 枳实（中药材）

aurantium, i, n. 橘，橙

aurantius, a, um, adj. 橙色的

aureomycīnum, i, n. 金霉素

aurĕus, a, um, adj. 金黄色的

auricŭla, ae, f. 小耳

auriculāris, e, adj. 耳部的

auris, is, f. 耳

Auristilla, ae, f. 滴耳剂

aurum, i, n. 金

autumnālis, e, adj. 秋季的

B

bacca, ae, f. 浆果，草莓

bacillus, i, m. 杆，杆菌

bacitracīnum, i, n. 杆菌肽

bactericĭum, i, n. 杀菌剂

bacteriophāgum, i, n. 噬菌体

bacterĭum, i, n. 细菌

balnĕum, i, n. 浴

balsāmum, i, n. 香料

bambou, indecl. n. 竹

Bambūsa, ae, f. 勒竹属；勒竹

Bambusa textilis McClure 青皮竹

Bambusa tuldoides Munro 青秆竹

Bambusae Caulis in Taenias 竹茹（中药材）

Bambusae Concretio Silicea 天竺黄（中药材）

barax, acis, m. 硼砂

barbitālum, i, n. 巴比妥

Barii Sulfas 硫酸钡

barium, i, n. 钡

basĭcus, a, um, adj. 基质的

basilāris, e, adj. 基生的

basis, is, f. (希) 底，基底；基质

Belamcanda, ae, f. 射干属

Belamcanda chinensis (L.) DC. 射干

Belamcandae Rhizoma 射干（中药材）

Belladōnna, ae, f. 颠茄

Belladonnae Herba 颠茄草（中药材）

bendroflumethiazĭdum, i, n. 苄氟噻嗪

bene, adv. 好好地

Benincāsa, ae, f. 冬瓜属

Benincasa hispida (Thunb.) Cogn. 冬瓜

Benincasae Exocarpium 冬瓜皮（中药材）

benzalkonĭum, i, n. 二甲基苄基烃铵

benzhexōlum, i, n. 苯海索

benzīnum, i, n. 汽油

benzŏas, ātis, m. 苯甲酸盐

benzocaīnum, i, n. 苯佐卡因

benzoë, es, f. 安息香（希）

benzoĭcus, a, um, adj. 苯甲酸的

Benzydamīnum, i, n. 炎痛静

Benzylpenicillīnum Kalĭcum 青霉素钾

Benzylpenicillīnum Kalĭcum pro Injectiōne 注射用青霉素钾

Benzylpenicillīnum Natrĭcum 青霉素钠

Benzylpenicillīnum Natrĭcum pro Injectione 注射用青霉素钠

benzylpenicillīnum, i, n. 青霉素

bepheninum, i, n. 苄酚宁

Berberidaceae 小檗科

Berberidis Radix 三颗针（中药材）

Berberini Hydrochloridum 盐酸小檗碱

berberinum, i, n. 小檗碱，黄连素

Berběris, ĭdis, f. 小檗属

Berberis poiretii Schneid. 细叶小檗

Berberis soulieana Schneid. 拟蠔猪刺

Berberis vernae Schneid. 匙叶小檗

Berberis wilsonae Hemsl. 小黄连刺

Bergenia purpurascens (Hook. f. et Thoms.) Engl.
　岩白菜

Bergeniae Rhizoma 岩白菜（中药材）

beta, ae, f. 甜菜

betamerphalānum, i, n. 异芳芥

bibo, ěre 饮，喝

bicarbŏnas, ātis, m. 重碳酸盐

bihorĭum, i, n. 2小时

bilis, is, f. 胆汁

biochima, ae, f. 生物化学

biologĭa, ae, f. 生物学

Biŏta, ae, f. 侧柏（属）

bis in die (b. i d.) 每日2次

bis, adv. 2次

Bismŭthi Subcarbōnas 次碳酸铋

bismŭthum, i, n. 铋

bitārtras, atis, m. 重酒石酸盐

bistōrta, ae, f. 拳参

Bistortae Rhizoma 拳参（中药材）

Bletilla, ae, f. 白及属

Bletilla striata (Thunb.)Reichb. f. 白及

Bletillae Rhizoma 白及（中药材）

Blumea balsamifera (L.) DC. 艾纳香

Bolbostemma paniculatum (Maxim.) Franquet
　土贝母

Bolbostemmatis Rhizoma 土贝母（中药材）

Bombyx Batryticatus 僵蚕（中药材）

Bombyx mori L. 家蚕（学名）

bombyx, ycis, m. 家蚕

bonus, a, um, adj. 好的

Boraginaceae 紫草科

borax, acis, m. 硼砂

Borĭcus, a, um, adj. 硼酸的

Borneolum 天然冰片（右旋龙脑）（中药材）

Borneolum Syntheticum 冰片

borum, i, n. 硼

Bos, Bovis, m. 牛属，牛

Bos taurus domesticus Gmelin 牛

Boswellia carterii Birdw. 乳香树

botanice, es, f. 植物学

Bovis Calculus 牛黄（中药材）

bramidum, i, n. 臂

Brassica juncea (L.) Czern. et Coss 芥

brevis, e, adj. 短的

bromātus, a, um, adj. 溴化的

bromĭdum, i, n. 溴化物

bromocresōlum, i, n. 溴甲酚

bromum, i, n. 溴

bronchitis, idis, f. 支气管炎

bronchus, i, n. 支气管

Broussonetia, ae, f. 构属

Broussonetia papyrifera (L.) Vent. 构树

Broussonetiae Fructus 楮实子（中药材）

Brucěa, ae, f. 鸦胆子属

Brucea javanica (L.) Merr. 鸦胆子

Bruceae Fructus 鸦胆子（中药材）

Bubali Cornu 水牛角（中药材）

Bubǎlus, i, m. 水牛属

Bubalus bubalis L. 水牛

Buddleia, ae, f. 醉鱼草属

Buddleja officinalis Maxim. 密蒙花

Buddlejae Flos 密蒙花（中药材）

Bufo bufo gargarizans Cantor 中华大蟾蜍

Bufo melanostictus Schneider 黑眶蟾蜍

bufo, ōnis, f. 蟾酥

Bufonis Venenum 蟾酥（中药材）

bulbus, i, m. 鳞茎

bullĭens, ēntis, adj. 煮沸的

bullĭo, ire, v. 煮沸

Bungarus multicinctus Blyth 银环蛇

Bungarus Parvus 金钱白花蛇（中药材）

Bungǎrus, i, m. 环蛇属

Bupleuri Radix 柴胡（中药材）

Bupleūrum, i, n. 柴胡属

Bupleurum chinense DC. 柴胡

Bupleurum scorzonerifolium Willd. 狭叶柴胡

bursa, ae, f. 囊，袋

Buthus martensii Karsch 东亚钳蝎

C

cacǎo, indecl. n.（f.）可可豆

cacūmen, ǐnis, n. 枝梢

caecus, a, um, adj. 盲目的

caena, ae, f. 晚餐

caerlěus, a, um, adj. 蓝色的

Caesalpinǐa, ae, f. 云实（苏木）属

Caesalpinia sappan L. 苏木

Calamīna, ae, f. 炉甘石

Calamina 炉甘石（中药材）

Calcǐi Chlorǐdum 氯化钙

Calcǐi Glucōnas 葡萄糖酸钙

Calcǐi Lactas 乳酸钙

calcǐum, i, n. 钙

calcǔlus, i, m. 小石，结石

calefacǐo, ere, v. 使热，加温

calǐdus, a, um, adj. 热的

Callicarpa formosana Rolfe 杜虹花

Callicarpa kwangtungensis Chun 广东紫珠

Callicarpa macrophylla Vahl 大叶紫珠

Callicarpa nudiflora Hook. et Arn. 裸花紫珠

Callicarpae Caulis et Folium 广东紫珠（中药材）

Callicarpae Formosanae Folium 紫珠叶（中药材）

Callicarpae Macrophyllae Folium 大叶紫珠（中药材）

Callicarpae Nudiflorae Folium 裸花紫珠（中药材）

calomělas, ānos, n. 甘汞

Calomelas 轻粉（中药材）

calor, oris, n. 热度，热气

Calvatǐa, ae, f. 秃马勃属，马勃

calx, calcis, f. 石灰

calyx, icis, m. 宿萼，蒂，花萼

Campanulaceae 桔梗科

Campanumoea, ae, f. 金钱豹属

campēster, tris, tre, adj. 田野的

camphǒra, ae, f. 樟脑

Campsis, is, f. 凌霄花属

Camptotheca acuminate Decne. 喜树

campus, i, m. 田野

canalicǔlus, i, n. 小沟，小管

canālis, is, m. f. 沟，管

Canarǐum, i, m. n. 橄榄属

Canavalǐa, ae, f. 刀豆属

Canavalia gladiata (Jacq.) DC. 刀豆

Canavaliae Semen 刀豆（中药材）

cancer, cri, m. 癌

candǐdus, a, um, adj. 纯洁的

Cannabis, is, f. 大麻属

Cannabis Fructus 火麻仁（中药材）

Canthǎris, ǐdis, f. 斑蝥

capillaries, e, adj. 毛状的

capillus, i, m. 头发

capǐo, ěre, v. 服用

Caprifoliaceae 忍冬科

caprǒas, atis, m. 乙酸盐

Capsici Fructus 辣椒（中药材）

Capsicum annuum L. 辣椒

capsǔla, ae, f. 胶囊，胶囊剂

caput, itis, n. 头

Carapax Testudinis et Plastrum 龟甲

carāpax, acis, m. 背甲

carbǎsus, i, n. 纱布

carbo, ōnis, m. 炭

carbǒnas, ātis, m. 碳酸盐

carboněum, i, n. 碳

carbonǐcus, a, um, adj. 碳酸的

carbonisatǐo, ōnis, f. 碳化

carcinōma, atis, n. 癌

cardinālis, e, adj. 深红色的

carǐes, ei, f. 朽坏，龋齿

Carotae Fructus 南鹤虱（中药材）

Carpesii Fructus 鹤虱（中药材）

Carpesǐum, i, n. 天名精属

Carpesium abrotanoides L. 天名精

carpos, i, m. 果实

Carthami Flos 红花（中药材）

Carthāmus, i, m. 红花属

Carthamus tinctorius L. 红花

Caryophyllaceae 石竹科

Caryophylli Flos 丁香（中药材）

caryophyllus, i, n. 丁香

Cassia, ae, f. 决明属

Cassia acutifolia Delile 尖叶番泻

Cassia angustifolia Vahl 狭叶番泻

Cassia obtusifolia L. 钝叶决明

Cassia tora L. 决明（小决明）

Cassiae Semen 决明子（中药材）

Catechu 儿茶（中药材）

catĕchu, indecl. n.（f.）儿茶

caulis, is, m. 茎（包括藤茎）

causticus, a, um, adj. 苛性的

cautsehuc, indel. n. 弹性树胶，橡胶

cautus, a, um, adj. 细心的

cavum, i, n. 凹，腔

Celastraceae 卫矛科

celer, eris, ere, adj. 迅速的

cellŭla, ae, f. 细胞，蜂房

cellulōsum, i, n. 纤维素

Celosia, ae, f. 青葙属

Celosia argentea L. 青葙

Celosia cristata L. 鸡冠花

Celosiae Cristatae Flos 鸡冠花（中药材）

Celosiae Semen 青葙子（中药材）

Centella asiatica (L.) Urb. 积雪草

centigrāmma, atis, n. 厘克，0.01克

centimĕter, ri, m. 厘米

centimĕtrum, i, n. 厘米

Centipedae Herba 鹅不食草（中药材）

Centipeda minima (L.) A. Br. et Aschers. 鹅不食草

centrālis, e, adj. 中心的

centum, num. 一百

cepa, ae, f. 葱

Cephalanōplos, osis, n. 小蓟

Cephalotaxaceae 三尖杉科

Cephalotāxus, i, f. 三尖杉属

Cephalotaxus fortunei Hook. f. 三尖杉

cephalothinum, i, n. 先锋霉素

cera, ae, f. 蜡

Cera Chinensis 虫白蜡（中药材）

Ericerus pela (Chavannes) Guerin 白蜡蛤

Cera Flava 蜂蜡

cerāsum, i, n. 樱桃

cerātus, a, um, adj. 蜡制的

cerĕbrum, i, n. 大脑

cereŏlus, i, m. 尿道栓

cerĕus, a, um, adj. 蜡的

cerevisĭa, ae, f. 啤酒

certus, a, um, adj. 一定的

Cervi Cornu 鹿角（中药材）

Cervi Cornu Degelatinatum 鹿角霜（中药材）

Cervi Cornu Pantotrichum 鹿茸（中药材）

cervinus, a, um, adj. 鹿的

Cervus, i, m. 鹿属，鹿

Cervus elaphus L. 马鹿

Cervus nippon Temminck 梅花鹿

Chaenomĕles, is, f. 木瓜属

Chaenomeles speciosa (Sweet) Nakai 贴梗海棠

Chaenomelis Fructus 木瓜（中药材）

Changii Radix 明党参（中药材）

Changĭum, i, n. 明党参属

Changium smyrnioides Wolff 明党参

chebŭla, ae, f. 诃子

Chebulae Fructus Immaturus 西青果（中药材）

Chelidonii Herba 白屈菜（中药材）

Chelidonium majus L. 白屈菜

chimĭa, ae, f. 化学

chimĭcus, a, um, adj. 化学的

China, ae, f. 中国

Chinemys reevesii (Gray) 乌龟

chinēnsis, e, adj. 中国的

chirurgĭa, ae, f. 外科学

chirurgĭcus, a, um, adj. 外科学的

chirūrgus, i, m. 外科医师

chlorālum, i, n. 氯醛

chloramphenicōlum, i, n. 氯霉素

Chloranthaceae 金粟兰科

Chloranthus japonicus Sieb. 银线草

chlōras, ātis, m. 氯酸盐

chlorātus, a, um, adj. 氯化的

Chlorhexidini Acetas 醋酸洗必泰

chloridum, i, n. 氯化物

Chloriti Lapis 青礞石（中药材）

chlormethīnum, i, n. 氮芥

chlorobutanōlum, i, n. 三氯叔丁醇

chloroformum, i, n. 氯仿

chloroquinum, i, n. 氯喹

Chlorpromazini Hyrochloridum 盐酸氯丙嗪

chlorpromazinum, i, n. 氯丙嗪

chlorpropamidum, i, n. 氯磺丙脲

chlortetracyclinum, i, n. 金霉素

chlorum, i, n. 氯

Choerospondias, atis, f. 南酸枣属

Choerospondias axillaris (Roxb.) Burtt et Hill 南酸枣

Choerospondiatis Fructus 广枣（中药材）

cholēra, ae, f. 霍乱

cholinesterāsa, ae, f. 胆碱酯酶

chondros, i, m. 软骨（希）

chordiazepoxidum, i, n. 利眠宁

chrōmas, atis, m. 铬酸盐

Chromium, i, n. 铬

chronicus, a, um, adj. 慢性的

Chrysanthemi Flos 菊花（中药材）

Chrysanthemi lndici F!os 野菊花（中药材）

Chrysanthēmum, i, n. 菊属

Chrysanthemum indicum L. 野菊

Chrysanthemum morifolium Ramat. 菊

chrysarobinum, i, n. 驱虫豆素

Chuanxiong Rhizoma 川芎（中药材）

chuanxiong, indecl. n. 川芎

Cibotium, i, n. 金毛狗脊蕨属

Cibotium barometz (L.) J. Sm. 金毛狗脊

cibus, i, m. 食物，餐

Cicadae Periostracum 蝉蜕（中药材）

Cichorium, i, n. 菊苣属

Cichorii Herba Cichorii Radix 菊苣（中药材）

Cichorium glandulosum Boiss. et Huet. 腺毛菊苣

Cichorium intybus L. 菊苣

cier, eris, n. 豌豆

cilium, i, n. 睫

Cimicifūga, ae, f. 升麻属

Cimicifuga dahurica (Turcz.) Maxim. 兴安升麻

Cimicifuga foetida L. 升麻

Cimicifuga heracleifolia Kom. 大三叶升麻

Cimicifugae Rhizoma 升麻（中药材）

cinereus, a, um, adj. 灰色的

Cinnabaris 朱砂（中药材）

cinnabāris, is, f. 朱砂

Cinnamomi Cortex 肉桂（中药材）

Cinnamomi Ramulus 桂枝（中药材）

Cinnamomum cassia Presl 肉桂

Cinnamŏmum, i, n. 樟属

circa, praep. acc. 大约

circum, adv. 近，周围

circus, i, n. 圈

cirrhōsus, a, um, adj. 有卷须的

Cirsii Herba 小蓟（中药材）

Cirsii Japonici Herba 大蓟（中药材）

Cirsium, i, n. 蓟属

Cirsium japonicum Fisch. ex DC. 蓟

Cirsium setosum (Willd.) MB. 刺儿菜

Cissampelos, otis, f. 锡生藤属

Cissampelos pareira L. var. *hirsute* (Buch. ex DC.) Forman 锡生藤

Cissampelotis Herba 亚乎奴（锡生藤）（中药材）

Cistānche, es, f. 肉苁蓉属（希）

Cistanche deserticola Y. C. Ma 肉苁蓉

Cistanches Herba 肉苁蓉（中药材）

Cistanche tuhulosa (Schenk) Wight 管花肉苁蓉

cito, adv. 迅速地

citras, atis, m. 枸橼酸盐

Citri Exocarpium Rubrum 橘红（中药材）

Citri Grandis Exocarpium 化橘红（中药材）

Citri Reticulatae Pericarpium 陈皮（中药材）

Citri Reticulatae Pericarpium Viride 青皮（中药材）

Citri Reticulatae Semen 橘核（中药材）

Citri Sarcodactylis Fructus 佛手（中药材）

citrĭcus, a, um, adj. 枸橼酸的

Citrullus lanatus (Thunb.) Matsumu. et Nakai 西瓜

citrum, i, n. 枸橼，柠檬

Citrus, i, f. 柑橘属

Citrus aurantium L. 酸橙

Citrus grandis 'Tomentosa' 化州柚

Citrus grandis (L.) Osbeck 柚

Citrus ivilsonii Tanaka 香圆

Citrus medica L. 枸橼

Citrus medica L. var. *sarcodactylis* Swingle 佛手

Citrus sinensis Osbeck 甜橙

Citrus reticulata Blanco 橘

civis, is, m. f. 公民

clarus, a, um, adj. 明显的

claudo, ere, v. 关闭，封

clausus, a, um, adj. 封好的

Clematidis Armandii Caulis 川木通（中药材）

Clematidis Radix et Rhizoma 威灵仙（中药材）

Clemătis, ĭdis, f. 铁线莲属

Clematis armandii Franch. 小木通

Clematis chinensis Osbeck 威灵仙

Clematis hexapetala Pall. 棉团铁线莲

Clematis manshurica Rupr. 东北铁线莲

Clematis montana Buch. - Ham. 绣球藤

Climopodĭum, i, n. 风轮菜属

clindamycīnum, i, n. 氯洁霉素

clinĭca, ae, f. 门诊所

clinicālis, e, adj. 临床的

Clinopodii Herba 断血流（中药材）

Clinopodium chinense (Benth.) O. Kuntze 风轮菜

Clinopodium polycephalum (Vaniot) C. Y. Wu et Hsuan 灯笼草

clofibrātum, i, n. 冠心平

clolīnum, i, n. 胆碱

clonidīnum, i, n. 可乐定

cloxacillīnum, i, n. 邻氯青霉素

clysma, ae, f. 灌肠剂

clyster, eris, n. 灌肠法

Cnidii Fructus 蛇床子（中药材）

Cnidium, i, n. 蛇床属

Cnidium monnieri (L.) Cuss. 蛇床

Cobaltum, i, n. 钴

Coca, ae, f. 古柯

cocaīnum, i, n. 可卡因，古柯碱

cochlĕa, ae, f. 耳蜗

cochlĕar, āris, n. 匙

coctus, a, um, adj. 煮熟的

Codeini Phosphas 磷酸可待因

codeīnum, i, n. 可待因

Codonōpsis, is, f. 党参属

Codonopsis pilosula (Franch.) Nannf. 党参

Codonopsis pilosula Nannf. var. *modesta* (Nannf.) L. T. Shen 素花党参

Codonopsis Radix 党参（中药材）

Codonopsis tangshen Oliv. 川党参

codonōpsis, idis, f. 羊乳，四叶参

Coelogyne, es, f. 贝母兰属

coena, ae, f. 晚饭

Coicis Semen 薏苡仁（中药材）

Coix, coĭcis, f. 薏苡属

Coix lacryma-jobi L. var. *mayuen* (Roman.) Stapf 薏米

colatĭo, onis, f. 滤过

colatūra, ae, f. 滤液

colchicīnum, i, n. 秋水仙碱

colĭca, ae, f. 结肠

colla, ae, f. 鳔胶，胶剂

collāpsus, us, m. 虚脱

collectĭo, onis, f. 收集

collēga, ae, f. m. 同学

colligo, ere, v. 采集，收集

collodĭum, i, n. 火棉胶，火棉剂

colloidālis, e, adj. 胶体的

collum, i, n. 头颈

collyrĭum, i, n. 洗眼液

color, oris, m. 颜色

coloratĭo, onis, f. 染色

colorātus, a, um, adj. 有色的

coma, atis, n. 昏迷

Commelīna, ae, f. 鸭跖草属

Commiphora molmol Engl. 哈地丁树

Commiphora myrrha Engl. 地丁树

commūnis, e, adj. 普通的

complētus, a, um, adj. 充实的，满的

compōno, ēre 复制，编著

Compositae 菊科

composĭtus, a, um, adj. 复方的

comprēssus, a, um, adj. 扁平的

concentrātus, a, um 浓缩的

concha, ae, f. 贝壳

concīsus, a, um, adj. 切好的

conditĭo, onis, f. 条件

confectĭo, onis, f. 糖膏剂

congelātus, a, um, adj. 冻结的

congĕlo, āre, v. 冻结

congĭus, i, m. 加仑

conjunctivitis, ĭdis, f. 结膜炎

conservatĭo, onis, f. 保存，存放

consērvo, āre, v. 存放，储藏

conspērgo, ere, v. 撒布

conspērsus, a, um, adj. 撒布的

constipatĭo, onis, f. 便秘

constitŭens, entis, adj. 赋形的

consto, āre, v. 值，含有

contagĭo, onis, f. 传染

contagiōsus, a, um, adj. 传染的

contĕro, ere, v. 研细

contra, praep. acc. 抗

contūdo, ere, v. 捣碎

contusĭo, ōnis, f. 捣碎

contūsus, a, um, adj. 捣碎的

Convolvulaceae 旋花科

Conyza blinii Lévl. 苦蒿

Conyzae Herba 金龙胆草（中药材）

Coptidis Rhizoma 黄连（中药材）

Coptis, ĭdis, f. 黄连属；黄连

Coptis chinensis Franch. 黄连

Coptis deltoidea C. Y. Cheng et Hsiao 三角叶黄连

Coptis teeta Wall. 云连

coquo, ēre, v. 煮

cor, cordis, n. 心脏

cordātus, a, um, adj. 心形的

cordifōrmis, e, adj. 心形的

Cordyceps 冬虫夏草（中药材）

Cordŷceps, cipis, f. 虫草属；冬虫夏草

Cordyceps sinensis (BerK.) Sacc. 冬虫夏草菌

Cornaceae 山茱萸科

Corni Fructus 山茱萸（中药材）

cornu, us, n. 角

Cornus officinalis Sieb. et Zucc. 山茱萸

cornūtus, a, um, adj. 有角的

corōlla, ae, f. 小花冠

corpus, oris, n. 身体

corrigens, ēntis, adj. 矫味的

corruptĭo, onis, f. 败坏，腐朽

corrūptus, a, um, adj. 腐朽的

cortex, ĭcis, m. 皮，树皮

Cortisōni Acetas 醋酸可的松

cortisōnum, i, n. 可的松

Corydălis, is, f. 紫堇属；延胡索

Corydalis bungeana Turcz. 地丁草

Corydalis Bungeanae Herba 苦地丁（中药材）

Corydalis decumbens (Thunb.) Pers 伏生紫堇

Corydalis Decumbentis Rhizoma 夏天无（中药材）

Corydalis Rhizoma 元胡（中药材）

Corydalis yanhusuo W.T. Wang 延胡索

coryza, ae, f. 感冒

costa, ae, f. 肋骨

crambe, es, f. 白菜

cranĭum, i, n. 头颅

cras, adv. 明天

Crassulaceae 景天科

Crataegi Fructus 山楂（中药材）

Crataegi Folium 山楂叶（中药材）

Cratāēgus, i, f. 山楂属

Crataegus pinnatifida Bge. 山楂

Crataegus pinnatifida Bge. var. *major* N. E. Br. 山里红

Cremastra appendiculata (D. Don) Makino 杜鹃兰

Cremastrae Pseudobulbus Pleiones Pseudobulbus 山慈菇（中药材）

cremor, oris, m. 乳膏剂

Cremor, oris, m. 霜剂

crenātus, a, um, adj. 圆齿的

cresōlum, i, n. 甲酚

creta, ae, f. 白垩

cricoarytaenoidĕus, a, um, adj. 环杓形的

crinis, is, m. 发

crisis, is, f. 危象

Croci Stigma 西红花（中药材）

Crocus sativus L. 番红花

cromoglycas, atis, n. 色甘酸盐

Croton, ōnis, m. 巴豆属

Croton tiglium L. 巴豆

Crotonis Fructus 巴豆（中药材）

croup, indecl. n. 哮喘

Cruciferae 十字花科

crudus, a, um 生的

cryodesiccātus, a, um, adj. 冻干的

crystallidātus, a, um, adj. 晶形的

crystallīnus, a, um, adj. 结晶的

crystallisatĭo, onis, f. 结晶

crystalliso, āre, v. 结晶

crystāllus, i, f. 结晶体

cubicus, a, um, adj. 立方的

cucūmis, eris, m. 黄瓜

Cucumis melo L. 甜瓜

cucurbĭta, ae, f. 南瓜

Cucurbitaceae 葫芦科

cum, praep. abl. 含，同，带

cuneātus, a, um, adj. 楔形的

cuneifōrmis, e 楔形的

Cupressaceae 柏科

Cuprum, i, n. 铜

curatĭo, onis, f. 治疗

Curculigo, inis, f. 仙茅属

Curculigo orchioides Gaertn. 仙茅

Curcuma aromatica Salisb. 郁金

Curcuma kwangsiensis S. G.Lee et C. F. Liang 广西莪术

Curcuma longa L. 姜黄

Curcuma phaeocaulis Val. 蓬莪术

Curcuma wenyujin Y. H. Chen et C. Ling 温郁金

Curcūma, ae, f. 姜黄属

Curcumae Longae Rhizoma 姜黄（中药材）

Curcumae Radix 郁金（中药材）

Curcumae Rhizoma 莪术（中药材）

curo, āre, v. 照顾，护理

Cuscūta, ae, f. 菟丝子属

Cuscuta australis R. Br. 南方菟丝子

Cuscuta chinensis Lam. 菟丝子

Cuscuta japonica Choisy 大菟丝子

Cuscutae Semen 菟丝子（中药材）

cutanĕus, a, um, adj. 皮的

cutis, is, f. 皮肤

cyānus, i, m. 矢车菊

Cyathŭla, ae, f. 川牛膝，杯苋属

Cyathula offlcinalis Kuan 川牛膝

Cyathulae Radix 川牛膝（中药材）

cyăthus, i, m. 杯子

Cycadaceae 苏铁科

Cycas revoluta Thunb. 苏铁

Cyclīna, ae, f. 青蛤属

cyclophosphamĭdum, i, n. 环磷酰胺

cyclophōsphas, atis, m. 环磷酸盐

Cynanchi Atrati Radix et Rhizoma 白薇（中药材）

Cynanchi Paniculati Radix et Rhizoma 徐长卿（中药材）

Cynanchi Stauntonii Rhizoma et Radix 白前（中药材）

Cynānchum, i, n. 鹅绒藤属

Cynanchum atratum Bunge 白薇

Cynanchum glaucescens (Decne.) Hand.-Mazz. 芫花叶白前

Cynanchum paniculatum (Bge.) Kitag. 徐长卿

Cynanchum stauntonii (Decne.) Schltr. ex Lévl.
　柳叶白前

Cynanchum versicolor Bge 蔓生白薇

Cynomorǐum, i, n. 锁阳属

Cyperaceae 莎草科

Cyperi Rhizoma 香附（中药材）

Cypěrus, i, m. 莎草属

Cyperus rotundus L. 莎草

cystis, is, f. 泡，膀胱

cystitis, idis, f. 膀胱炎

cytochrōmum, i 细胞色素

D

dactinomycīnum, i, n. 更生霉素

Dalbergia odorifera T. Chen 降香檀

Dalbergiae Odoriferae Lignum 降香（中药材）

Daphne, es, f. 瑞香属

Daphne genkwa Sieb. et Zucc. 芫花

dapsōnum, i, n. 氨苯砜

Datūra, ae, f. 曼陀罗属

Datura metel L. 白花曼陀罗

Daturae Flos 洋金花（中药材）

Daucus, i, m. 胡萝卜属

Daucus carota L. 野胡萝卜

daunorubicīnum, i, n. 正定霉素

de, praep. abl. 从，论，用

deběo, ere, v. 应该

decagrāmma, atis, n. 10 克

decǐes, adv. 10 次

decigrāmma, atis, n. 分克（0.1克）

decǐnus, a, um, adj. 第十

decoctǐo, onis, f. 煎

decōctum, i, n. 煎剂

decorticātus, a, um, adj. 去皮的

degestǐo, ōnis, f. 消化功能

deglutǐo, īre 吞服，吞咽

dehydrātus, a, um, adj. 脱水的

deinde, adv. 然后

deltoiděus, a, um, adj. 三角形的

demum, adv. 只，刚才

Dendrobii Caulis 石斛（中药材）

Dendrobii Officinalis Caulis 铁皮石斛（中药材）

Dendrobium chrysotoxum Lindl. 鼓槌石斛

Dendrobǐum, i, n. 石斛属

Dendrobium fimbriatum Hook. 流苏石斛

Dendrobium huoshanense C. Z. Tang et S. J.
Cheng 霍山石斛

Dendrobium nobile Lindl. 金钗石斛

Dendrobium officinale Kimura er Migo 铁皮石斛

dens, dentis, m. 牙，齿

depurātus, a, um, adj. 纯的

depuro, āre, v. 精制

dermatitis, ǐdis, f. 皮炎

Descurainia sophia (L.) Webb. ex Prantl. 播娘蒿

Descurainǐa, ae, f. 播娘蒿属

Descurainiae Semen 南葶苈子（中药材）

desinfectǐo, onis, f. 消毒

deslanosǐdum, i, n. 去乙酰毛花苷丙

Desmodii Styracifolii Herba 广金钱草（中药材）

Desmodǐum, i, n. 广金钱草，山蚂蝗属

Desmodium styracifolium (Osb.) Merr. 广金钱草

despumātus, a, um, adj. 去泡沫的

despūmo, āre, v. 去泡沫

dessǐco, āre 使干，晒，烘

destillatǐo, onis, f. 蒸馏法

destillātus, a, um, adj. 蒸馏的

destillo, āre 蒸馏

dexamethasōnum, i, n. 地塞米松

dexter, tre, trum, adj. 右的，右边的

dextrānum, i, n. 右旋糖酐

dextrīnum, i, n. 糖精

diagnōsis, is, f. 诊断

dialysis, is, f. 渗滤

Dianthi Herba 瞿麦（中药材）

Diānthus, i, m. 石竹属

diatrizǒas, atis, m. 泛影酸盐

diazepāmum, i, m. 安定

Dichrǒa, ae, f. 常山属

Dichroa febrifuga Lour. 常山，黄常山

Dichroae Radix 常山（中药材）

Dicksoniaceae 蚌壳蕨科

diclofenamidum, i, n. 双氯磺酰胺

dicloxacillīnum, i, n. 双氯青霉素

dico, ere, v. 说明，告诉

Dictāmnus, i, m. 白鲜属

Dictamnus dasycarpus Turcz. 白鲜

dictus, a, um, adj. 说过的

dies, ēi, f. m. 日，天

Dietamni Cortex 白鲜皮（中药材）

diethylcarbamazinum, i, n. 乙胺嗪

diethylstilbestrōlum, i, n. 己烯雌酚

difficǐlis, e, adj. 困难的

digero, ēre, v. 消化

Digitālis, is, f. 毛地黄属；洋地黄

digitoxinum, i, n. 洋地黄毒苷

digitus, i, m. 手指

digoxinum, i, n. 地戈辛

dihydralazinum, i, n. 血压达静

dihydrochlorǐdum, i, n. 二盐酸盐

dihydrostreptomycīnum, i, n. 双氢链霉素

diluo, ēre, v. 冲淡，使稀释

dilǔo, ěre, v. 稀释

dilūtus, a, um, adj. 冲淡的，稀释的

dimenhydrinātum, i, n. 乘晕宁

dimercaprōlum, i, n. 二巯基丙醇

dimercaptosuccinas, atis, m. 二巯丁二酸盐

dimethicōnum, i, n. 二甲基硅油

dimidǐsus, a, um, adj. 一半的

dimidium, i, n. 一半

Dimocarpus longan Lour. 龙眼

dinǐtras, ātis, m. 二硝酸盐

diodoxyquinolīnum, i, n. 双碘喹宁

Dioscorěa, ae, f. 薯蓣属

Dioscore Aehypoglaucae Rhizoma 粉萆薢（中药材）

Dioscorea futschauensis Uline ex R. Kunth 福州薯蓣

Dioscorea hypoglauca Palibin 粉背薯蓣

Dioscorea opposita Thunb. 薯蓣，山药

Dioscorea panthaica Prain et Burk 黄山药

Dioscorea Panthaicae Rhizama 黄山药（中药材）

Dioscorea spongiosa J. Q. Xi, M. Mizuno et W. L. Zhao 绵萆薢

Dioscoreae Spongiosae Rhizoma 绵萆薢（中药材）

Dioscoreaceae 薯蓣科

Dioscoreae Rhizoma 山药（中药材）

Diphenhydramīni Hydrochlorǐdum 盐酸苯海拉明

diphenhydraminum, i, n. 苯海拉明

diphtheria, ae, f. 白喉

diphtherǐcus, a, um, adj. 白喉的

diprophyllinum, i, n. 二羟丙茶碱

Dipsaci Radix 续断（中药材）

Dipsǎcus, i, m. 川续断属

Dipsacus asper Wall. ex Henry 川续断

dispensārum, i, n. 配方处

dispēnso, āre 配制

dissimǐlis, e, adj. 不相似的

diureticǔm, i, n. 利尿剂

divasǐdum, i, n. 羊角拗苷

divērsus, a, um, adj. 各种各样的

divǐdo, ěre, v. 分开

divisio, ōnis, f. 分，分开

divǐsus, a, um, adj. 分开的

do, āre, v. 给予

docěo, ēre, v. 疼痛

Dolichos lablab L. 扁豆

Dolǐchos, oris, m. 扁豆属

dolor, oris, m. 痛

domestǐcus, a, um, adj. 家的

domiphēnum, i, n. 度米芬

domus, us, f. 房子，屋，家

dopaminum, i, n. 多巴胺

dormio, īre, v. 睡觉

dorsālis, e, adj. 背生的

dorsum, i, n. 背

dosis, is, f. 剂量（希）

doxycyclinum, i, n. 去氧土霉素，强力霉素

dracaena, ae, f. 血竭，龙血树

Drynarǐa, ae, f. 槲蕨属

Dryopteridaceae 鳞毛蕨科

Dryopteridis Crassirhizomatis Rhizoma 绵马贯众
　（中药材）

Dryopteris crassirhizoma Nakai 粗茎鳞毛蕨

ducēnti, ae, a, num. 二百

dulcis, e, adj. 甜的

duplex, ǐcis, adj. 双倍的

durus, a, um, adj. 硬的

dysenteria, ae, f. 痢疾

dysentericus, a, um, adj. 痢疾的

dysnōēa, ae, f. 呼吸困难

dyspepsǐa, ae, f. 消化不良

E

e, ex, praep. abl. 自从，由，同

ebulliens, entis, adj. 沸滚的

ebullǐo, īre, v. 沸，沸腾

Echinops grijsii Hance 华东蓝刺头

Echinops latifolius Tausch. 驴欺口

Echinopsis Radix 禹州漏芦（中药材）

Echinops, psis, m. 蓝刺头属

Ecklonia kurome Okam. 昆布

Ecliptae Herba 墨旱莲（中药材）

Eclipta prostrata L. 鳢肠

eczēma, atis, n. 湿疹

edo, ere, v. 吃

effēctus, i, m. 功效，效果

efficax, acis, adj. 有效的

Elaeagnaceae 胡颓子科

Elaphe carinata (Guenther) 锦蛇

Elaphe taeniura Cope 黑眉锦蛇

elasticus, a, um 弹性的

elātus, a, um 高的

electuarium, i, n. 舐剂

elemēntum, i, n. 元素

Eleochǎris, itis, f. 荸荠

elephāntus, i, m. 象

elěphas, antis, m. 象

elixir, īris, n. 酏剂

Elsholtzǐa, ae, f. 香薷属

empirǐcus, a, um, adj. 验方的

emplāstrum, i, n. 硬膏，硬膏剂

emulsǐo, ōnis, f. 乳剂

endocridānum, i, n. 内分泌激素

eněma, ǎtis, n. 灌肠剂（希）

Entada phaseoloides (L.) Merr. 榼藤子

Entadae Semen 榼藤子（中药材）

Ephědra, ae, f. 麻黄属

Ephedra equisetina Bge. 木贼麻黄

Ephedra intermedia Schrenk et C. A. Mey. 中麻黄

Ephedra sinica Stapf 草麻黄

Ephedrae Herba 麻黄（中药材）

Ephedrae Rhizoma et Radix 麻黄根（中药材）

Ephedrīni Hydrochloridum 盐酸麻黄碱

ephedrīnum, i, n. 麻黄碱

epidemǐcus, a, um, adj. 流行性的

epidērmis, idis, f. 表皮

epilepticus, a, um, adj. 癫痫性的

Epimedii Herba 淫羊藿（中药材）

Epimedii Wushanensis Herba 巫山淫羊藿（中
　药材）

Epimedǐum, i, n. 淫羊藿属

Epimedium brevicornu Maxim. 淫羊藿

Epimedium koreanum Nakai 朝鲜淫羊藿

Epimedium pubescens Maxim. 柔毛淫羊藿

Epimedium sagittatum (Sieb. et Zucc.) Maxim.
　箭叶淫羊藿

Epimedium wushanense T.S.Ying 巫山淫羊藿

Equisetaceae 木贼科

Equisētum, i, n. 木贼属

Equisetum hyemale L. 木贼

Equus asinus L. 驴

equus, i, m. 马

eretmochělys, ydis, f. 玳瑁

ergo, conj. 所以

ergometrīnum, i, n. 麦角新碱

ergōta, ae, f. 麦角

Ericaceae 杜鹃花科

Erigeron breviscapus (Vant.) Hand.-Mazz. 短葶飞蓬

Erigerontis Herba 灯盏细辛（灯盏花）（中药材）

Eriobotrya, ae, f. 枇杷属

Eriobotrya japonica (Thunb.) Lindl. 枇杷

Eriobotryae Folium 枇杷叶（中药材）

Eriocaulon, i, n. 谷精草属（希）

Eriocaulon buergerianum Koern. 谷精草

Erodii Herba Geranii Herba 老鹳草（中药材）

Erodium, i, n. 牻牛儿苗属

Erodium stephanianum Willd. 牻牛儿苗

erubēscens, ēntis 玫瑰红色的

Erycibe obtusifolia Benth. 丁公藤

Erycibe schmidtii Craib 光叶丁公藤

Erycibes Caulis 丁公藤（中药材）

erythromycĭnum, i, n. 红霉素

essentia, ae, f. 精汁，香精

essentiǎlis, e, adj. 基本的

estōlas, atis, m. 十二烷基硫酸盐

estradiōlum, i, n. 雌二醇

et, conj. 和，与

etacrynas, atis, m. 利尿酸盐

etamsylātum, i, n. 止血敏

ethinylestradiōlum, i, n. 炔雌醇

ethosuximĭdum, i, n. 乙琥胺

ethylmorphĭnum, i, n. 乙基吗啡

ethylparabēnum, i, n. 对羟基苯甲酸乙酯

etiotrōpe, es, f. 驱虫剂（希）

Eucalȳptus, i, f. 桉属

Eucommĭa, ae, f. 杜仲属

Eucommia ulmoides Oliv. 杜仲

Eucommiaceae 杜仲科

Eucommiae Cortex 杜仲（中药材）

Euodia (Evodĭa), ae, f. 吴茱萸属

Eugenia caryophyllata Thunb. 丁香

Euodia rutaecarpa (Juss.) Benth. var. *officinalis* Huang 石虎

Euodia rutaecarpa (Juss.) Benth. 吴茱萸

Euodia rutaecarpa (Juss.) Benth. var. *bodinieri* (Dode) Huang 疏毛吴茱萸

Euodiae Fructus 吴茱萸（中药材）

Euonymus alatus (Thunb.) Sieb. 卫矛

Eupatorii Herba 佩兰（中药材）

Eupatorii Lindleyani Herba 野马追（中药材）

Eupatorium, i, n. 泽兰属

Eupatorium fortunei Turcz. 佩兰

Eupatorium lindleyanum DC. 轮叶泽兰

Euphorbia, ae, f. 大戟属

Euphorbia fischeriana Steud. 狼毒大戟

Euphorbia hirta L. 飞扬草

Euphorbia humifusa Willd. 地锦草

Euphorbia kansui T.N. Liou ex T.P. Wang 甘遂

Euphorbia lathyris L. 续随子

Euphorbia pekinensis Rupr. 大戟

Euphorbiaceae 大戟科

Euphorbiae Ebracteolatae Radix 狼毒（中药材）

Euphorbiae Hirtae Herba 飞扬草（中药材）

Euphorbiae Humifusae Herba 地锦草（中药材）

Euphorbiae Pekinensis Radix 京大戟（中药材）

Euphorbiae Semen 千金子（中药材）

Eupolyphaga sinensis Walker 地鳖

Eupolyphaga Steleophaga 土鳖虫（中药材）

europaeus, a, um, adj. 欧洲的

Euryāle, es, f. 芡实属；芡（希）

Euryale ferox Salisb. 芡

Euryales Semen 芡实（中药材）

evacŭans, āntis 排空的

evacŭo, āre, v. 排空

evaporatĭo, ōnis, f. 蒸发

evapŏro, āre, v. 使蒸发

exanthematĭcus, a, um 斑疹

exceptĭo, ōnis, f. 例外

excĭto, āre, v. 唤，提

exemplāris, e, adj. 标准的

exercitatĭo, ōnis, f. 练习，锻炼

exĭguus, a, um, adj. 微小的

exĭtus, us, m. 结局

exocarpĭum, i, n. 外果皮

expectŏrans, āntis, adj. 祛痰的

expressĭo, ōnis, f. 压榨，表达

exprĭmo, ere, v. 压榨，表达

exsiccātus, a, um, adj. 干燥的

extēndo, ere, v. 伸展，伸出

extēnsus, a, um, adj. 伸展的

extērnus, a, um, adj. 外用的

extractǐo, ōnis, f. 浸渍

extrāctum, i, n. 浸膏，浸膏剂

extrǎho, ere, v. 抽出，浸渍出

F

Faba, ae, f. 蚕豆属

faciālis, e, adj. 面部的

facies, ēi 面部

facǐle, adv. 容易地

facǐlis, e, adj. 容易的

facio, ěre, v. 做，制作

factitǐus, a, um, adj. 人工的

faex, faecis, f. 酵母

Fagopyri Dibotryis Rhizoma 金荞麦（中药材）

Fagopyrum dibotrys (D. Don) Hara 金荞麦

falsus, a, um, adj. 假的

fangchi, indecl. n. 防己

farfāra, ae, f. 款冬花

Farfarae Flos 款冬花（中药材）

febris, is, f. 伤寒，热度

fel, fellis, n. 胆汁，胆

feminīnus, a, um, adj. 阴性的

fermentatǐo, ōnis, f. 发酵

ferrěus, a, um, adj. 铁质的

Ferri Ammonǐi Citras 枸橼酸铁铵

Ferrōsi Sulfas 硫酸亚铁

ferrōsum, i, n. 亚铁

ferrum, i, n. 铁

Ferulae Resina 阿魏（中药材）

Ferula fukanensis K. M. Shen 阜康阿魏

Ferula sinkiangensis K. M. Shen 新疆阿魏

fervǐdus, a, um, adj. 热的

fibra, ae, f. 纤维

Fibraurea recisa Pierre 黄藤

Fibraureae Caulis 黄藤（中药材）

fibrīnus, a, um, adj. 纤维蛋白性的

Ficus, us, f. 无花果，榕属

fides, ei, f. 信任

Filix, icis, m. 蕨属

Filmum, i, n. 膜剂

filtratǐo, ōnis, f. 滤过

filtrātus, a, um 滤过的

filtro, āre, v. 滤过

finǐo, īre, v. 结束

firmus, a, um, adj. 结实的

fissǔra, ae, f. 缝，裂缝

fixus, a, um, adj. 固定的

flavēscens, ēntis, adj. 淡黄色的

flavus, a, um, adj. 黄色的

flexǐlis, e, adj. 有弹性的

flora, ae, f. 植物区系

flos, floris, m. 花

fludrocortisōnum, i, n. 氟氢可的松

fluǐdus, a, um, adj. 流动的

fluoritum, i, n. 紫石英

Fluoritum 紫石英（中药材）

fluorouracǐlum, i, n. 氟尿嘧啶

Fluěrum, i, n. 氟

fluphenazinum, i, n. 氟奋乃静

Foeniculi Fructus 小茴香（中药材）

Foenicǔlum, i, n. 茴香属

Foeniculum vulgare Mill. 茴香

foetǐdus, a, um, adj. 臭的

foliāris, e, adj. 与叶有关的

folǐcus, a, um, adj. 叶酸的

foliǒlum, i, n. 小叶

folǐum, i, n. 叶

formaldehydum, i, n. 甲醛

formǐca, ae, f. 蚂蚁

formicǐcus, a, um, adj. 蚁酸的

formo, āre, v. 制造，写

formǔla, ae, f. 处方，验方

fornix, ǐcis, m. 穹隆

Forsythia, ae, f. 连翘属

Forsythia suspensa (Thunb.) Vahl 连翘

Forsythiae Fructus 连翘（中药材）

fortānus, a, um, adj. 泉水的，泉源的

fortis, e, adj. 强的，浓的

fractūra, ae, f. 骨折，折断

Fragaria, ae, f. 草莓属

Fraxinus, i, f. 白蜡树属

Fraxini Cortex 秦皮（中药材）

Fraxinus chinensis Roxb. 白蜡树

Fraxinus rhynchophylla Hance 苦枥白蜡树

Fraxinus stylosa Lingelsh. 宿柱白蜡树

Fraxinus szaboana Lingelsh. 尖叶白蜡树

frictio, ōnis, f. 擦，擦剂

frigidus, a, um, adj. 冷的，凉的

Fritillaria, ae, f. 贝母属

Fritillaria cirrhosa D. Don 川贝母

Fritillaria delavayi Franch. 梭砂贝母

Fritillaria hupehensis Hsiao et K. C. Hsia 湖北贝母

Fritillaria pallidiflora Schrenk 伊犁贝母

Fritillaria thunbergii Miq. 浙贝母

Fritillaria unibracteata Hsiao et K. C. Hsia 暗紫贝母

Fritillariae Cirrhosae Bulbus 川贝母（中药材）

Fritillariae Hupehensis Bulbus 湖北贝母（中药材）

Fritillariae Pallidiflorae Bulbus 伊贝母（中药材）

Fritillariae Thunbergii Bulbus 浙贝母（中药材）

Fritillariae Ussuriensis Bulbus 平贝母（中药材）

fructus, us, m. 果实

frutēscens, entis, adj. 灌木状的

frytēscens, entis, adj. 具锐锯齿的

fulvidus, a, um, adj. 黄褐色的

fumans, āntis, adj. 发烟的，冒烟的

fumo, āre 冒烟，吸烟

fundus, i, m. 底

fungus, i, m. 菌

furacillinum, i, n. 呋喃西林

furapromidum, i, n. 呋喃丙胺

furfur, uris, n. 皮屑，糠秕疹

furosemidum, i, n. 呋喃苯胺酸

furunculus, i, m. 疖

fuscus, a, um, adj. 棕色的

fusus, a, um , adj. 熔化的

G

Galamina 炉甘石（中药材）

galanthaminum, i, n. 加兰他敏

Galla Chinensis 五倍子（中药材）

galla, ae, f. 虫瘿

gallas, atis, f. 没食子酸盐

gallicus, a, um, adj. 没食子酸的

gallus, i, m. 公鸡

Galli Gigerii Endothelium Corneum 鸡内金（中药材）

Gallus gallus domesticus Brisson 鸡

Ganoderma 灵芝（中药材）

Ganoderma lucidum (Leyss. ex Fr.) Karst. 赤芝

Ganoderma sinense Zhao, Xu et Zhang 紫芝

Gardenia, ae, f. 栀子属

Gardenia jasminoides Ellis 栀子

Gardeniae Fructus 栀子（中药材）

gargarisma, ătis, n. 含漱剂（希）

gastritis, idis, f. 胃炎

Gastrodia, ae, f. 天麻属

Gastrodia elata Bl. 天麻

Gastrodiae Rhizoma 天麻（中药材）

Gecko 蛤蚧（中药材）

Gei Herba 蓝布正，路边青（中药材）

Geum, i, n. 路边青属

Geum aleppicum Jacq. 路边青

Geum japonicum Thunb. var. *chinense* F. Bolle 柔毛路边青

Gekko gecko L. 蛤蚧

gelatina, ae, f. 明胶

gelātum, i, n. 凝胶剂

gelu, us, n. 霜

gemma, ae, f. 芽

Gendarussa vulgaris Nees 小驳骨

Gendarussae Herba 小驳骨（中药材）

generālis, e, adj. 一般的

Genkwa Flos 芫花（中药材）

genkwa, indecl. n. 芫花

Gentamycini Sulfas 硫酸庆大霉素

gentamycinum, i, n. 庆大霉素

Gentiāna, ae, f. 龙胆属

Gentiana crassicaulis Duthie ex Burk. 粗茎秦艽

Gentiana dahurica Fisch. 小秦艽

Gentiana macrophylla Pall. 秦艽

Gentiana manshurica Kitag. 条叶龙胆

Gentiana rhodantha Franch. 红花龙胆

Gentiana rigescens Franch. 坚龙胆

Gentiana scabra Bge. 龙胆

Gentiana straminea Maxim. 麻花秦艽

Gentiana triflora Pall. 三花龙胆

Gentianae Macrophyllae Radix 秦艽（中药材）

Gentianae Radix et Rhizoma 龙胆（中药材）

Gentianae Rhodanthae Herba 红花龙胆（中药材）

Gentianaceae 龙胆科

genu, us, n. 膝

genus, ěris, n. 性，属

Geranium, i, n. 老鹳草属

germanǐcus, a, um, adj. 德国的

gingivitis, idis, f. 龈炎

Ginkgo, indecl. n.（f.）银杏属，银杏

Ginkgo biloba L. 银杏

Ginkgo Folium 银杏叶（中药材）

Ginkgo Semen 白果，银杏（中药材）

Ginkgoaceae 银杏科

Ginseng Folium 人参叶（中药材）

Ginseng Radix et Rhizoma 人参（中药材）

Ginseng Radix et Rhizoma Rubra 红参（中药材）

ginseng, indecl. n. 人参

glaber, bra, brum, adj. 无毛的

glaciālis, e, adj. 冰的

glacǐes, ei, f. 冰

glandǔla, ae, f. 腺

glaucus, a, um, adj. 淡绿色的

Glechoma longituba (Nakai) Kupr. 活血丹

Glechomae Herba 连钱草（中药材）

Gleditsia sinensis Lam. 皂荚

Gleditsǐa, ae, f. 皂荚属

Gleditsiae Fructus Abnormalis 猪牙皂（中药材）

Gleditsiae sinensis Fructus 大皂角（中药材）

Gleditsiae Spina 皂角刺（中药材）

Glehnǐa, ae, f. 珊瑚菜属

Glehnia littoralis Fr.Schmidt ex Miq. 珊瑚菜

Glehniae Radix 北沙参（中药材）

globulinum, i, n. 球蛋白

globǔlus, i, m. 小球

globus, i, m. 球

glucōnas, ātis, m. 葡萄糖酸盐

glucōsum, i, n. 葡萄糖

glutāmas, atis, m. 谷氨酸盐

glutoǐdus, a, um, adj. 类胶质的

Glycerinum, i, n. 甘油，甘油剂

Glycǐle, es, f. 大豆属（希）

Glycine max (L.) Merr. 大豆

Glycyrrhiza, ae, f. 甘草属

Glycyrrhiza glabra L. 光果甘草

Glycyrrhiza inflata Bat. 胀果甘草

Glycyrrhiza uralensis Fisch. 甘草

Glycyrrhizae Radix et Rhizoma 甘草（中药材）

Glycyrrhizae Radix et Rhizoma cum Melle（蜜）炙甘草（中药材）

gonorrhōea, ae, f. 淋浊，淋病

Gossampini Flos 木棉花（中药材）

Gossampinus malabarica (DC.) Merr. 木棉

gossypǐum, i, n. 棉花

graciālis, e, adj. 细小的

gradātim, adv. 渐渐地

graduātum, i, n. 有刻度量器

graduātus, a, um, adj. 有刻度的

gradus, us, m. 步，级，度

graecus, a, um, adj. 希腊的

gramen, inis, n. 草

Gramineae 禾本科

gramma, ǎtis, n. 克（希）

granatum, i, n. 石榴皮

grandiflōrus, a, um, adj. 大花的

grandifolǐus, a, um, adj. 大叶的

grandis, e, adj. 大的

granǔla, ae, f. 冲剂，颗粒剂

gratis, adv. 免费

gravādus, a, um, adj. 怀孕的

gravidǐtas, ātis, f. 妊娠

gravis, e, adj. 重的

gravĭtas, atis, f. 重量

griseofulvĭnum, i, n. 灰黄霉素

grisĕus, a, um, adj. 灰色的

grossus, a, um, adj. 粗的

gummi, indecl. n. 树胶

gummōsus, a, um, adj. 多胶的

gustus, us, m. 味，口味

gutta, ae, f. 滴剂

guttātim, adv. 一滴一滴地

Guttiferae 藤黄科

guttur, uris, n. 咽喉

Gynostēmma, atis, n. 绞股蓝属

gypsum, i, n. 石膏

Gypsum Fibrosum 石膏（中药材）

Gypsum Ustum 煅石膏（中药材）

H

habĕo, ēre, v. 有

haema, ātis, n. 血

haematĭtum, i, n. 赭石

haemoptŏë, es, f. 咯血

haemorrhagĭa, ae, f. 流血

haemorrhŏis, idis, f. 痔漏

haemostatĭcus, a, um, adj. 止血的

Haliotidis Concha 石决明（中药材）

Haliōtis, ĭdis, f. 鲍属

Haliotis asinine L. 耳鲍

*Haliotis discus hanai*Ino 皱纹盘鲍

Haliotis diversicolor Reeve 杂色鲍

Haliotis laevigata (Donovan) 杂色鲍

Haliotis ovina Gmelin 羊鲍

Haliotis ruber (Leach) 澳洲鲍

halĭtum, i, n. 大青盐

Halitum 大青盐（中药材）

Halloysitum Rubrum 赤石脂（中药材）

haloperidōlum, i, n. 氟烷啶醇

halothānum, i, n. 氟烷

Hamamelidaceae 金缕梅科

haud, adv. 绝不，全不

haustus, us, m. 顿服剂

hectamĕtrum, i, n. 百米

hectogrāmma, atis, n. 百克

Hedysari Radix 红芪（中药材）

Hedysari Radix Praeparata cum Melle 炙红芪（中药材）

Hedysărum, i, n. 岩黄耆属

Hedysarum polybotrys Hand. -Mazz. 多序岩黄芪

heterophyllus, a, um, adj. 异形叶的

heliānthus, i, m. 向日葵

helminthagōgus, a, um, adj. 驱肠虫的

Hemsleya, ae, f. 雪胆属

hepar, ătis, n. 肝

heparĭnum, i, n. 肝素

hepatĭcus, a, um, adj. 肝部的

hepatocrīnum, i, n. 肝淀粉

herba, ae, f. 草，药草

Herbacĕus, a, um, adj. 草的，草质的

herbarium, i, m. 标本室

heri, adv. 昨日

heroĭca, orum, n. 剧药

heroĭcus, a, um, adj. 剧烈性的

Hibisci Mutabilis Folium 木芙蓉叶（中药材）

Hibiscus mutabilis L. 木芙蓉

hiemālis, e, adj. 冬天的

Hippocāmpus, i, m. 海马属

Hippocampus 海马（中药材）

Hippocampus kelloggi Jordan et Snyder 线纹海马

Hippocampus histrix Kaup 刺海马

Hippocampus japonicus Kaup 小海马（海咀）

Hippocampus kuda Bleeker 大海马

Hippocampus trimaculatus Leach 三斑海马

Hirūdo, ĭnis, f. 水蛭属

Hirudo nipponica Whitman 水蛭

hispanĭcus, a, um, adj. 西班牙的

Homalomena occulta (Lour.) Schott 千年健

Homalomenae Rhizoma 千年健（中药材）

homo, inis, m. 人

hora, ae, f. 小时

hordeacĕus, a, um, adj. 大麦的

Hordei Germinatus Fructus 麦芽（中药材）

Hordĕum, i, n. 大麦属

Hordeum vulgare L. 大麦

hormōmum, i, n. 激素

hortēnsis, e, adj. 园中的

hortulānus, a, um, adj. 园植的

hortus, i, m. 花园，菜园

Houttuynĭa, ae, f. 蕺菜属

Houttuynia cordata Thunb. 蕺菜，鱼腥草

Houttuyniae Herba 鱼腥草（中药材）

humānus, a, um, adj. 人的

humĭdus, a, um, adj. 湿的

humor, oris, m. 湿气，体液

Hydrargŷrum, i, n. 汞

Hydrargyri Oxydum Rubrum 红粉（中药材）

hydrātus, a, um, adj. 水化的

hydrichlorātus, a, um, adj. 氢氯化的

hydrĭcus, a, um, adj. 水的

hydrobromĭcus, a, um, adj. 氢溴酸的

hydrobromĭdum, i, n. 氢溴化物

hydrocarbonĭcus, a, um, adj. 氢碳酸的

hydrochlorĭcus, a, um, adj. 盐酸的

hydrochlorĭdum, i, n. 氢氯化物，盐酸盐

hydrochlorothiazĭdum, i, n. 氢氯噻嗪

hydrocortisŏnum, i, n. 氢化可的松

Hydrocotŷle, es, f. 天胡荽属（希）

hydrogenātus, a, um, adj. 氢化的

Hydrogenĭum, i, n. 氢

hydrops, hydrōpis, m. 水肿

hydroscopĭcus, a, um, adj. 吸引的

hydrōsus, a, um, adj. 含水的

hydroxydātus, a, um, adj. 氢氧化的

hydroxŷdum, i, n. 氢氧化物

Hygrophila, ae, f. 水蓑衣属

Hypericum japonicum Thunb. 地耳草

Hyoscyǎmus, i, m. 天仙子属，莨菪

Hyoscyami Semen 天仙子（中药材）

Hyoscyamus niger L. 莨菪

Hyperĭcum, i, n. 金丝桃，金丝桃属

hyperthermĭsans, āntis, adj. 发热药

hypertonĭa, ae, f. 高血压

hypertrophĭa, ae, f. 过分肥大

hypnōsis, is, f. 催眠术

hypnotĭcus, a, um, adj. 催眠的

hypochlorōsus, a, um, adj. 次氯酸的

hypodermatĭcus, a, um, adj. 皮下的

hypodermĭcus, a, um, adj. 皮下的

Hyriopsis cumingii (Lea) 三角帆蚌

hystaminum, i, n. 组织胺

hyston-zinco-insulinum, i, n. 精蛋白锌胰岛素

ichthammōlum, i, n. 鱼石脂

ichthyol, olis, n. 鱼石脂

ictĕrus, i, m. 黄疸

idiosyncrǎsia, ae, f. 特异反应

idonĕus, a, um 合适的

idoxuridinum, i, n. 碘苷

ignis, is, m. 火

ignitĭo, onis, f. 烧灼，着火

Ilex, ĭcis, f. 冬青属

Ilex chiensis Sims 冬青

Ilex cornuta Lindl. ex Paxt. 枸骨

Ilex rotunda Thunb. 铁冬青

Illicii Cortex 地枫皮（中药材）

Ilicis Chinensis Folium 四季青（中药材）

Ilicis Rotundae Cortex 救必应（中药材）

illicĭtus, a, um, adj. 禁止的

Illicium verum Hook. f. 八角茴香

illinil, īre, v. 涂抹

illino, ere, v. 抹擦

immatūrus, a, um, adj. 未成熟的

immobĭlis, e, adj. 固定的

immūndus, a, um, adj. 不洁净的

immunĭtas, atis, f. 免疫性

Impatĭens, ēntis, f. 凤仙花属

imperāta, ae, f. 白茅

Imperata cylindrica Beauv. var. *major* (Nees) C.E. Hubb. 白茅

Imperatae Rhizoma 白茅根（中药材）

impotentĭa, ae, f. 无能，阳痿

impressĭo, onis, f. 压迹，印象

impūrus, a, um, adj. 不纯的

in, praep. acc. abl. 向……中，在……中

incĭdo, ere, v. 切割，解剖

incisivus, a, um, adj. 切割的

incisūra, ae, f. 切迹

index, icis, m. 目录

indĭcus, a, um, adj. 印度的

Indigo Naturalis 青黛（中药材）

indĭgo, inis, f. 蓝靛

indigotĭcus, a, um, adj. 深蓝色

indirēctus, a, um, adj. 间接的

indivīsus, a, um, adj. 不分开的

indŏles, is, f. 脾气，性质

indomethacinum, i 消炎痛

infans, āntis, m. f. 婴儿

infantĭlis, e, adj. 婴儿的

infectĭo, onis, f. 传染

infĕrus, a, um, adj. 下面的

infīltro, āre, v. 浸入，渗入

infirmus, a, um, adj. 无力的

inflammatĭo, onis, f. 发炎

inflammātus, a, um, adj. 发炎的

influēnza, ae, f. 流行性感冒

infra, praep. acc. 在……之下

infūndo, ĕre, v. 注入

infusĭo, onis, f. 浸制法

infūsum, i, n. 浸剂

ingredĭens, entis, n. 成分

inhalatĭo, ōnis, f. 吸入剂

injectĭo, ōnis, f. 注射剂

inodōrus, a, um, adj. 无臭的

inorganĭcus, a, um, adj. 无机的

inositōlum, i, n. 肌醇

insalūber, bris, bre, adj. 不卫生的

insalubritas, atis, f. 不清洁

insanabĭlis, e, adj. 不可医治的

insatiabĭlis, e, adj. 食不饱的

inscriptĭo, onis, f.（处方）中记

insecticĭdus, a, um, adj. 杀虫的

insēctum, i, n. 昆虫

insipĭdus, a, um, adj. 无味的，淡的

insolubĭlis, e, adj. 不溶的

insomnĭa, ae, f. 失眠

inspectĭo, onis, f. 启示，吸气

inspiratĭo, onis, f. 装置，设备

instillatĭo, inis, f. 滴入法

instillo, are, v. 滴入

institūtum, i, n. 学院，研究所

insufflatĭo, onis, f. 吸入法

Insulīnum, i, n. 胰岛素

intĕger, gra, grum, adj. 完整的

inter, praep. acc. 在……中间

interior, us, adj. 在内的

intermedĭus, a, um, adj. 中间的

intermittens, entis, adj. 间歇的

internatiōnālis, e, adj. 国际的

intērnus, a, um, adj. 内部的

intestinālis, e, adj. 内脏的

intestīnum, i, n. 肠，脏器

intimus, a, um, adj. 最内的

intoxicatĭo, onis, f. 中毒，醉

intra, praep. acc. 在……里

intramusculāris, e, adj. 肌内的

intravenōsus, a, um, adj. 静脉内的

Inuŭla, ae, f. 旋覆花属

Inula britannica L. 欧亚旋覆花

Inula heleniurn L. 土木香

Inula japonica Thunb. 旋覆花

Inula linariifolia Turcz. 条叶旋覆花

Inulae Flos 旋覆花（中药材）

Inulae Herba 金沸草（中药材）

Inulae Radix 土木香（中药材）

inunctĭo, onis, f. 擦抹

inutĭlis, e, adj. 无用的

invĭus, a, um, adj. 无路的

involūcrum, i, n. 包袋，信封

iodātus, a, um, adj. 碘化的

iodĭdum, i, n. 碘化物

Iōdum, i, n. 碘

Iridaceae 鸢尾科

Iridis Tectori Rhizoma 川射干（中药材）

Iris, ĭdis, f. 鸢尾属

Iris tectorum Maxim. 鸢尾

irlandĭcus, a, um 爱尔兰的

irradiātus, a, um 放射的

irregulāris, e 不规则的

Isatidis Folium 大青叶（中药材）

Isatidis Radix 板蓝根（中药材）

Isātis, ĭdis, f. 菘蓝属

Isatis indigotica Fort. 菘蓝

isoniazĭdum, i, n. 异烟肼

isoprenalinum, i, n. 异丙肾上腺素

isotonĭcus, a, um, adj. 等压的

italĭcus, a, um, adj. 意大利的

itĕro, āre, v. 重做

itĕrum, adv. 重新，再次

J

jam, adv. 现在，已经

japonĭa, ae, f. 日本

japonĭcus, a, um, adj. 日本的

jecur, ŏris, n. 肝

jentacŭlum, i, n. 早餐

jodātus, a, um, adj. 碘化的

jodĭcus, a, um, adj. 碘酸的

jodĭdum, i, n. 碘化物

jōdum, i, n. 碘化物

Juglans, āntis, f. 胡桃属

Juglans regia L. 胡桃

jugŭlum, i, n. 咽喉

Jujubae Fructus 大枣（中药材）

Juncus, i, m. 灯心草属

juscŭlum, i, n. 汤汁

K

Kadsura interior A. C. Smith. 凤庆南五味子

Kadsurae Caulis 滇鸡血藤（中药材）

Kaempferia, ae, f. 山奈属

Kaempferia galanga L. 山奈

Kaempferiae Rhizoma 山奈（中药材）

kaki, indecl. n. 柿

kalĭcus, a, um, adj. 钾的

Kalii Chloridum 氯化钾

Kalii Citras 枸橼酸钾

Kalii Permangănas 高锰酸钾

kalĭum, i, n. 钾

Kalopanax, acis, m. 刺楸属

kanamycinum, i, n. 卡那霉素

Kansui Radix 甘遂（中药材）

kephalinum, i, n. 脑磷脂

keratitis, tĭdis, f. 角膜炎

kilogrāmma, atis, n.（千克）公斤

kilomētrum, i, n.（千米）公里

Knoxĭa, ae, f. 红芽大戟属

Knoxia valerianoides Thorel et Pitard 红大戟

Knoxiae Radix 红大戟（中药材）

Kochia scoparia (L.) Schrad. 地肤

Kochiae Fructus 地肤子（中药材）

korĕa, ae, f. 朝鲜

koreānus, a, um, adj. 朝鲜的

L

labiālis, e, adj. 唇的

Labiatae 唇形科

labiātus, a, um, adj. 唇形的

labĭum, i, n. 唇

lablab, indecl. n. 扁豆

Lablab Semen Album 白扁豆（中药材）

labor, oris, m. 劳动，工作

lac, lactis, n. 乳

lacca, ae, f. 漆

lactānum, i, n. 灭菌牛乳

lactas, ātis, m. 乳酸盐

lactĭcus, a, um, adj. 乳酸的

lactobiōnas, atis, m. 乳糖酸盐

lactōsum, i, n. 乳糖

lacus, us, m. 湖

laevus, a, um, adj. 左边的

lagēna, ae, f. 瓶

Laggera pterodonta (DC.) Benth. 翼齿六棱菊
Laggerae Herba 臭灵丹草（中药材）
Lagotidis Herba 洪连（中药材）
Lagotis brevituba Maxim. 短筒兔耳草
lamēlla, ae, f. 板，层
Laminaria japonica Aresch. 海带
Laminariǎ, ae, f. 昆布属
Laminariae Thallus Eckloniae Thallus 昆布（中
　药材）
Lamiophlomis Herba 独一味（中药材）
Lamiophlomis rotata（Benth.）Kudo 独一味
lana, ae, f. 羊毛
lancifoliǔs, a, um, adj. 叶披针形的
lanolinum, i, n. 羊毛脂
lapis, idis, m. 石
Lardizabalaceae 木通科
laryngituis, idis, f. 喉炎
larynx, yngis, m. 喉
Lasiosphaera, ae, f. 毛球马勃属
latens, entis, adj. 潜伏的
laterālis, e, adj. 侧生的
latinus, a, um, adj. 拉丁的
latitūdo, inis, f. 宽度
latǐum, i, n. 拉丁姆
latus, a, um, adj. 宽的
latus, eris, n. 腰
Lauraceae 樟科
lavo, āre, v. 洗
laxans, antis, adj. 轻泻的
laxativus, a, um, adj. 轻的
l-Borneolum 艾片（左旋龙脑）（中药材）
legūmen, inis, n. 蔬菜，荚果
Leguminosae 豆科
lenis, e, adj. 柔软的
leniter, adv. 缓慢地
Leonuri Fructus 茺蔚子（中药材）
Leonuri Herba 益母草（中药材）
Leonūrus, i, m. 益母草属
Leonurus japonicus Houtt. 益母草
Lepidii Semen 北葶苈子（中药材）

Lepidǐum, i, n. 独行菜属
Lepidium apetalum Willd. 独行菜
lepra, ae, f. 麻风
leprōsus, a, um, adj. 患麻风病的
letālis, e, adj. 致死的
leucaemia, ae, f. 白血球
leucorrhōēa, ae, f. 白带
Levamisōli Hydrochloridum 盐酸左旋咪唑
levamisōlum, i, n. 左旋咪唑
levis, e, adj. 轻的，轻质的
levodōpa, ae, f. 左旋多巴
liber, era, erum, adj. 自由的
libǐtus, us, m. 随意，自由
libra, ae, f. 磅
lichen, enis, m. 苔藓，地衣
lidocaǐnum, i, n. 利多卡因
lien, enis, m. 脾
ligněus, a, um, adj. 木的，木质的
lignum, i, n. 木材
Ligustici Rhizoma et Radix 藁本（中药材）
Ligustǐtum, i, n. 藁本属
Ligusticum chuanxiong Hort. 川芎
Ligusticum jeholense Nakai et Kitag. 辽藁本
Ligusticum sinense Oliv. 藁本
Ligustri Lucidi Fructus 女贞子（中药材）
Ligūstrum, i, n. 女贞属
Ligustrum lucidum Ait. 女贞
Liliaceae 百合科
Lilii Bulbus 百合（中药材）
Lilium brownii F. E. Brown var. *viridulum* Baker
　百合
Lilǐum, i, n. 百合属，百合
Limonitum 禹余粮（中药材）
lincomycǐnum, i, n. 林可霉素
Lindera, ae, f. 山胡椒属
Lindera aggregata (Sims) Kosterm. 乌药
lineāris, e, adj. 线形的
lingua, ae, f. 舌，语言
linimēntum, i, n. 搽剂
linǐo, ire, v. 搽，抹

Linnaeus, Linn. L. 林奈（人名）

Linum, i, n. 亚麻属

Liquidāmbar, āris, n. 枫香属

Liquidambar formosana Hance 枫香

liquĭdus, a, um, adj. 液体的

liquor, ōris, m. 溶液剂，溶液

Liriope muscari (Decne.) Bail 短葶山麦冬

Liriope spicata (Thunb.) Lour. var. *prolifera* Y. T. Ma 湖北麦冬

Liriopes Radix 山麦冬（中药材）

Litchi, indecl. n. 荔枝属

Litchi chinensis Sonn. 荔枝

Litchi Semen 荔枝核（中药材）

Lithĭum, i, n. 锂

Lithospermum erythrorhizon Sieb. ex Zucc. 紫草

litrum, i, n. 升

Litseae Fructus 荜澄茄（中药材）

Lobelĭa, ae, f. 半边莲属

Lobelia chinensis Lour. 半边莲

Lobeliae Chinensis Herba 半边莲（中药材）

lobŭlus, i, m. 小叶，小裂片

lobus, i, m. 叶裂片

locālis, e, adj. 局部的

loco, āre, v. 放置，放在

locus, i, m. 地方，部位

logan, indecl. n.（f.）龙眼

Longan Arillus 龙眼肉（中药材）

longitūdo, inis, f. 长度

longus, a, um, adj. 长的

Lonicĕra, ae, f. 忍冬属

Lonicera confusa DC. 华南忍冬

Lonicera fulvotomentosa Hsu et S.C. Cheng 黄褐毛忍冬

Lonicera hypoglauca Miq. 红腺忍冬

Lonicera japonica Thunb. 忍冬

Lonicera macranthoides Hand. -Mazz. 灰毡毛忍冬

Lonicerae Flos 山银花（中药材）

Lonicerae Japonicae Caulis 忍冬藤（中药材）

Lonicerae Japonicae Flos 金银花（中药材）

Lophatherum gracile Brongn. 淡竹叶

lotĭo, ōnis, f. 洗剂

lues, is, f. 传染病

Luffae Fructus Retinervus 丝瓜络（中药材）

Lumbricus, i, m. 地龙

luxatĭo, ōnis, f. 脱位

Lycii Cortex 地骨皮（中药材）

Lycii Fructus 枸杞子（中药材）

Lycĭum, i, n. 枸杞属

Lycium barbarum L. 宁夏枸杞

Lycium chinense Mill. 枸杞

Lycopi Herba 泽兰（中药材）

Lycopodiaceae 石松科

Lycopodĭum, i, n. 石松属

Lycopodium japonicum Thunb. 石松

Lycŏpus, i, m. 地笋属

Lycopus lucidus Turcz. var. *hirtus* Regel 毛叶地瓜儿苗

Lygodiaceae 海金沙科

Lygodii Spora 海金沙（中药材）

Lygodĭum, i, n. 海金沙属

Lygodium japonicum (Thunb.) Sw. 海金沙

lympha, ae, f. 淋巴

lymphadenĭtis, idis, f. 淋巴结炎

lymphonōdus, i, n. 淋巴结

Lysimachĭa, ae, f. 珍珠菜属

Lysimachia christinae Hance 过路黄

Lysimachiae Herba 金钱草（中药材）

Lysionoti Herba 石吊兰（中药材）

Lysionotus pauciflorus Maxim. 吊石苣苔

M

maceratĭo, ōnis, f. 浸渍法

macĕro, āre, v. 浸渍，浸软

macrocĭcus, a, um, adj. 全身的

macrophyllus, a, um 大叶的

macŭla, ae, f. 斑点，污点

magaloscōpus, i, m. 放大镜

magestrōlum, i, n. 甲地孕酮

magis, adv. 更

magisterĭum, i, n. 特效药

magma, ătis, n. 乳胶剂

Magnesĭi Sulfas 硫酸镁

magnesĭum, i, n. 镁

Magnetĭtum, i, n. 磁石

Magnolĭa, ae, f. 木兰属

Magnolia biondii Pamp. 望春花

Magnolia denudata Desr. 玉兰

Magnolia sprengeri Pamp. 武当玉兰

Magnolia officinalis Rehd. et Wils. 厚朴

Magnolia officinalis Rehd. et Wils. var. *biloba* Rehd. et Wils. 凹叶厚朴

Magnoliaceae 木兰科

Magnoliae Flos 辛夷（中药材）

Magnoliae Officinalis Cortex 厚朴（中药材）

Magnoliae Officinalis Flos 厚朴花（中药材）

magnus, a, um, adj. 大的

Mahonĭa, ae, f. 十大功劳属

Mahonia bealei (Fort.) Carr. 阔叶十大功劳

Mahonia fortune (Lindl.) Fedde 细叶十大功劳

Mahoniae Caulis 功劳木（中药材）

major, us, adj. 较大的

malarĭa, ae, f. 疟疾

malĭcus, a, um, adj. 苹果酸的

malĭgnus, a, um, adj. 恶性的

malum, i, n. 苹果

Malva verticillata L. 冬葵

Malvaceae 锦葵科

Malvae Fructus 冬葵果（中药材）

mamma, ae, f. 乳房

mane, adv. 早晨

mangānum, i, n. 锰

manipŭlus, i, m. 一把，少量

Manis pentadactyla L. 穿山甲

Manis Squama 穿山甲（中药材）

mannitōlum, i, n. 甘露醇

manshuriensis, e, adj. 满洲的

Mantidis Ootheca 桑螵蛸（中药材）

manus, us, f. 手

Margarita 珍珠（中药材）

margarita, ae, f. 珍珠

Margaritifera Concha 珍珠母

marginālis, e, adj. 边生的

marginātus, a, um, adj. 具有边缘的

margo, inis, f. 边沿，边缘

marinus, a, um, adj. 海的

Marsdenia tenacissima (Roxb.) Wight et Arn. 通关藤

Marsdeniae Tenacissimae Caulis 通关藤（药材）

masculinus, a, um, adj. 阳性的

massa, ae, f. 块

mastītis, idis, f. 乳腺炎

mastix, isis, f. 乳香

materĭa, ae, f. 材料

matuninus, a, um, adj. 早晨的

matūrus, a, um, adj. 熟的，长成的

maxĭmum, adv. 最大地

maxĭmus, a, um, adj. 最大的

meātus, us, m. 导管，管

mediānus, a, um, adj. 中间的

medicālis, e, adj. 药用的

medicāmen, ĭnis, n. 药物

medĭcus, a, um, adj. 治疗的

medĭcus, i, m. 医师，大夫

medicinālis, e, adj. 药用的

medĭum, i, n. 中间，方法

medĭus, a, um, adj. 中间的

medūlla, ae, f. 茎髓

Magnetĭtum 磁石（中药材）

mel, mellis, n. 蜜，蜂蜜

Melĭa, ae, f. 楝属

Melia azedarach L. 苦楝

Melia toosendan Sieb. et Zucc. 川楝

Meliaceae 楝科

mellĭtus, a, um, adj. 蜜制的

Melo Semen 甜瓜子（中药材）

membrāna, ae, f. 膜

meningītis, idis, f. 脑膜炎

Menispermaceae 防己科

Menispermi Rhizoma 北豆根（中药材）

Menispērmum, i, n. 蝙蝠葛属

Menispermum dauricum DC. 蝙蝠葛

menstrŭum, i, n. 溶媒

mensuālis, e, adj. 每月的

Mentha, ae, f. 薄荷属

Mentha haplocalyx Briq. 薄荷

Menthae Herba 薄荷（中药材）

mephenterminum, i, n. 甲苯丁胺

meprobamātum, i, n. 安定

Merĕtrix, ĭcis, f. 文蛤属

Meretricis Concha Cyclinae Concha 蛤壳（中药材）

meridĭes, ei, m. 中午

methaqualōnum, i, n. 安眠酮

methŏdus, i, f. 方法

methotrexātum, i, n. 甲氨蝶呤

methoxaminum, i, n. 美速克新命

methyl, ylis, n. 甲基

methylēnum, i, n. 亚基

methyletstosterōnum, i, n. 甲基睾丸素

metoclopramidum, i, n. 胃复安

metronidazōlum, i, n. 灭滴灵

metrum, i, n. 米，公尺

Micae Lapis Aureus 金礞石

micrōbus, i, n. 微生物

microcapsŭla, ae, f. 微型胶囊

microgrāma, ătis, n. 微克

miliaria, ae, f. 痱子

mille, num. 一千

millesimus, a, um, adj. 第一千的

milligrāmma, ătis, n. 毫克（希）

millilitrum, i, n. 毫升

millimĕtrum, i, n. 毫米

minerālis, e, adj. 矿物的

minimum, adv. 最少

minimus, a, um, adj. 最小的

minor, us, adj. 更小的

minūta, ae, f. 分钟

Mirabilitum Praeparatum 西瓜霜（中药材）

miscĕo, ēre, v. 混合

mistūra, ae, f. 合剂

mitis, e, adj. 混和的

modus, i, m. 式样，方式

mollis, e, adj. 软的

Momordica, ae, f. 苦瓜属

Momordica cochinchinensis (Lour.) Spreng. 木鳖

Momordicae Semen 木鳖子（中药材）

Momordica grosvenori Swingle 罗汉果

mongolĭcus, a, um, adj. 蒙古的

montānus, a, um, adj. 野生的

Moraceae 桑科

morbilli, ōrum, m. plur. 麻疹

morbus, i, m. 疾病

Mori Cortex 桑白皮（中药材）

Mori Folium 桑叶（中药材）

Mori Fructus 桑椹（中药材）

Mori Ramulus 桑枝（中药材）

Morinda, ae, f. 巴戟天属

Morinda officinalis How 巴戟天

Morindae Officinalis Radix 巴戟天（中药材）

Morphini Hydrochloridum 盐酸吗啡

morphinum, i, n. 吗啡

mortālis, e, adj. 死的，致死的

Morus alba L. 桑

Morus, i, f. 桑属；桑树

mos, moris, m. 风俗，习惯

moschātus, a, um, adj. 含麝香的

Moschus, i, m. 麝属，麝香

Moschus berezovskii Flerov 林麝

Moschus moschiferus L. 原麝

Moschus sifanicus Przewalski 马麝

Moschus 麝香（中药材）

Mosla chinensis 'Jiangxiangru' 江香薷

Mosla chinensis Maxim. 石香薷

Moslae Herba 香薷（中药材）

Moutan Cortex 牡丹皮（中药材）

moutan, indecl. n.（f.）牡丹

movĕo, ēre, v. 移动

mucilago, inis, f. 胶浆剂，胶浆，黏液

mucōsus, a, um 多黏液的

multiplex, ĭcis, adj. 多倍的

multoties, adv. 多次

multus, a, um, adj. 多的
Mume Fructus 乌梅（中药材）
mume, indecl. n.(f.) 乌梅
Murraya exotica L. 九里香
Murraya paniculata (L.) Jack 千里香
Murrayae Folium et Cacumen 九里香（中药材）
mus, mueis, m. 鼠
musculāris, e, adj. 肌肉的
muscŭlus, i, m. 肌肉
mydecamycīnum, i, n. 麦迪霉素
Mylabris 斑蝥（中药材）
Mylăbris, idis, f. 斑蝥
Mylabris cichorii L. 黄黑小斑蝥
Mylabris phalerata Pallas 南方大斑蝥
myōma, atis, n. 肌瘤
Myristĭca, ae, f. 肉豆蔻属
Myristica fragrans Houtt. 肉豆蔻
Myristicae Semen 肉豆蔻（中药材）
Myrrha 没药（中药材）
Myrsinaceae 紫金牛科
Myrtaceae 桃金娘科
myxoedēma, atis, n. 黏液性水肿

N

naevus, i, m. 痣
nandrolōnum, i, n. 去甲睾酮
narcorĭcus, a, um, adj. 麻醉的
narcōsis, is, f. 麻醉（希）
Nardostachys chinensis DC. 甘松
Naristilla, ae, f. 滴鼻剂
nasālis, e, adj. 鼻的
natīvus, a, um, adj. 本地的
Natrĭcus, a, um, adj. 钠的
Natrĭi Bicarbōnas 碳酸氢钠
Natrĭi Chlorĭdum 氯化钠
Natrĭi Citras 枸橼酸钠
Natrĭi Hydroxydum 氢氧化钠
Natrĭi Nitris 亚硝酸钠
Natrĭi Sulfas 芒硝（中药材）
Natrĭi Sulfas Exsiccatus 玄明粉（中药材）

Natrĭum, i, n. 钠
natūra, ae, f. 本性，大自然
naturālis, e, adj. 天然的
natus, a, um, adj. 生下的
nebŭla, ae, f. 喷雾剂
necessarĭus, a, um, adj. 必要的
necrosis, is, f. 坏死
Nelumbinis Folium 荷叶（中药材）
Nelumbinis Plumula 莲子心（中药材）
Nelumbinis Receptaculum 莲房（中药材）
Nelumbinis Rhizomatis Nodus 藕节（中药材）
Nelumbinis Semen 莲子（中药材）
Nelumbinis Stamen 莲须（中药材）
Nelumbo nucifera Gaetn. 莲
Nelūmbo, ĭnis, f. 莲属
neomycīnum, i, n. 新霉素
neoplāsma, atis, n. 肿瘤
neostigmīnum, i, n. 新斯的明
nephritis, idis, f. 肾炎
nervōsus, a, um, adj. 神经的
nervus, i, m. 叶脉，神经
neuralgĭa, ae, f. 神经痛
neurasthenia, ae, f. 神经衰弱
neutralīsans, antis 中和剂
nicotinamĭdum, i, n. 烟酰胺
nicotinĭcus, a, um, adj. 烟酸的
nidus, i, m. 巢
Nigēlla, ae, f. 黑种草属
Nigella glandulifera Freyn et Sint. 黑种草
Nigellae Semen 黑种草子（中药材）
niger, gra, grum, adj. 黑色的
nikethamĭdum, i, n. 尼可刹米
ningpoēnsis, e, adj. 宁波的
nippon, indecl. n. 日本
nitras, ātis, m. 硝酸盐
nitricus, a, um, adj. 硝酸的
nitris, itis, m. 亚硝酸盐
nitrobinum, i, n. 癌得平
nitrogenĭum, i, n. 氮
nitroglycerīnum, i, n. 硝酸甘油

nitrōsus, a, um, adj. 亚硝酸的

nitrum, i, n. 硝石

nocte, adv. 夜间

noctūrnus, a, um, adj. 夜间的

nodus, i, m. 节，关节

nomen, inis, n. 名词，名字

non, adv. 否，不

Noradrenalini Bitārtras 重酒石酸去甲肾上腺素

noradrenalinum, i, n. 去甲肾上腺素

norethisterōnum, i, n. 炔诺酮

norgestrĕlum, i, n. 甲基炔诺酮

normālis, e, adj. 正常的

noto, āre, v. 注明

Notoginseng Radix et Rhizoma 三七（中药材）

notoginseng, indecl. n. 三七

Notopterygii Rhizoma et Radix 羌活（中药材）

Notopterygium, i, n. 羌活属

Notopterygium franchetii H. de Boiss. 宽叶羌活

Notopterygium incisum Ting ex H.T.Chang 羌活

novobiocinum, i, n. 新生霉素

novus, a, um, adj. 新的

nox, noctis, f. 夜

nuclĕus, i, m. 核

numĕrus, i, m. 数目

nutriens, ēntis, adj. 滋补的

nux, nucis, f. 果核，核

Nymphaeaceae 睡莲科

Nyssaceae 紫树科

nystatinum, i, n. 制霉菌素

O

ob, praep. acc. 因为

obconĭcus, a, um, adj. 倒圆锥形的

obdūctus, a, um, adj. 包好的

oblātum, i, n. 淀粉囊

oblātus, a, um, adj. 近扁球形的

oblīquus, a, um, adj. 斜的

oblōngus, a, um, adj. 长圆形的，矩圆形的

obovātus, a, um, adj. 倒卵形的

obscūrus, a, um, adj. 暗的

obtūro, āre 塞，封闭

obtusifolĭus, a, um, adj. 钝形叶的

obtūsus, a, um, adj. 钝形的

occidentālis, e, adj. 西方的

octŭplum, i, n. 八倍

oculēntum, i, n. 眼膏

ocŭlus, i, m. 眼

ocustilla, ae, f. 眼药水

odontalgĭa, ae, f. 牙痛

odontalgĭcum, i, n. 牙痛剂

odor, oris, m. 香味，气味

odorātus, a, um, adj. 有香味的

oesophăgus, i, m. 食管

officina, ae, f. 药房（店）

officinālis, e, adj. 药房的，药用的

Oldenlandia diffusa (Willd) Roxb. 白花蛇舌草

Oleaceae 木犀科

oleĭcus, a, um, adj. 油酸的

oleōsus, a, um, adj. 多油的

Olĕum, i, n. 油，油剂

Olĕum Arachĭdis 花生油

Olĕum Armeniăcae 杏仁油

Olĕum Aurantii 橙皮油

Olĕum Cacao 可可豆油

Olĕum Caryophylli 丁香油

Olĕum Chenopodii 土荆芥油

Olĕum Cinnamŏmi 桂皮油

Olĕum Citri 枸橼油

Olĕum Iodinātum 碘化油

Olĕum Jecŏris Piscis 鱼肝油

Olĕum Lini 亚麻油

Olĕum Menthae 薄荷油

Olĕum Olivae 橄榄油

Olĕum Ricĭni 蓖麻油

Olĕum Sesămi 芝麻油

Olĕum Terebinthĭnae 松节油

olĕum, i, n. 油，油剂

Olibanum 乳香（中药材）

olĭva, ae, f. 橄榄

olla, ae, f. 罐，壶

omēntum, i, n. 网膜

omnopōnum, i, n. 阿片全碱

Omphalia 雷丸（中药材）

Omphalia lapidescens Schroet. 雷丸

oöthēca, ae, f. 螵蛸

Ophicalcitum 花蕊石（中药材）

Ophiopǒgon, ōnis, m. 沿阶草属

Ophiopogon japonicus (Thunb.) Ker-Gawl. 麦冬

Ophiopogonis Radix 麦冬（中药材）

ophthalmǐa, ae, f. 眼炎

opǐum, i, n. 阿片

opportūnus, a, um, adj. 适合的

opposǐtus, a, um, adj. 对生的

optǐcus, a, um, adj. 眼的

opus, eris, n. 需要，工作

orbiculāris, e, adj. 圆形的

Orchidaceae 兰科

ordinarǐus, a, um, adj. 平常的

ordo, inis, m. 次序

orgānum, i, n. 器官

orientālis, e, adj. 东方的

originālis, e, adj. 原来的

Orostachyis Fimbriatae Herba 瓦松（中药材）

Orostachys fimbriata (Turcz.) Berg. 瓦松

Oroxylum, i, n. 木蝴蝶属

Oryza, ae, f. 稻属；米

Oryza sativa L. 稻

Oryzae Fructus Germinatus 稻芽（中药材）

oryzanōlum, i, n. 谷维素

os, oris, n. 口

os, ossis, n. 骨

Osmunda japonica Thunb. 紫萁

Osmundaceae 紫萁科

Osmundae Rhizoma 紫萁贯众（中药材）

ossěus, a, um, adj. 骨质的

osteōma, atis, n. 骨瘤

osteomalacǐa, ae, f. 骨软化症

ostitis, idis, f. 骨炎

Ostrěa, ae, f. 牡蛎

Ostrea gigas Thunb. 长牡蛎

Ostrea rivularis Gould 近江牡蛎

Ostrea talienwhanensis Crosse 大连湾牡蛎

Ostreae Concha 牡蛎（中药材）

otitis, idis, f. 耳炎

ovālis, e, adj. 卵形的

ovātus, a, um 卵形的

ovidūctus, us, m. 输卵管

ovis, is, f. 羊

ovum, i, n. 卵，蛋

oxacillinum, i, n. 苯唑青霉素

oxydātus, a, um, adj. 氧化的

oxŷdum, i, n. 氧化物

oxygenǐum, i, n. 氧

oxȳmel, ellis, n. 醋蜜剂

oxytetracyclǐnum, i, n. 土霉素

oxytocīnum, i, n. 催产素

P

Paeonǐa, ae, f. 芍药属

Paeonia lactiflora Pall. 芍药

Paeonia suffruticosa Andr. 牡丹

Paeonia veitchii Lynch 川赤药

Paeoniae Radix Alba 白芍（中药材）

Paeoniae Radix Rubra 赤芍（中药材）

pallǐdus, a, um, adj. 苍白的

Palmae 棕榈科

palmātus, a, um, adj. 掌状的

Panacis Japonici Rhizoma 竹节参（中药材）

Panacis Majoris Rhizoma 珠子参（中药材）

Panacis Quinquefolii Radix 西洋参（中药材）

Panax, ācis, m. 人参属

Panax ginseng C. A. Mey. 人参

Panax japonicus C. A. Mey. var. *bipinnatifidus* (Seem.) C. Y. Wu et K. M. Feng 羽叶三七

Panax japonicus C. A. Mey. var. *major* (Burk.) C. Y. Wu et K. M. Feng 珠子参

Panax japonicus C. A. Mey. 竹节参

Panax notoginseng (Burk.) F. H. Chen 三七

Panax quinquefolium L. 西洋参

pancrěas, atis, m. 胰

pancreatitis, idis, f. 胰炎

Panthĕra, ae, f. 豹属

pantotrĭchus, a, um, adj. 全面有毛的

Papāver, ĕris, n. 罂粟科

Papaver somniferum L. 罂粟

papaverinum, i, n. 罂粟碱

Papaveris Pericarpium 罂粟壳（中药材）

papilla, ae, f. 乳头

papillōma, atis, n. 乳头瘤

par, paris, adj. 同等的

paracetamōlum, i, n. 扑热息痛

paraffīnum, i, n. 石蜡

paralsis, is, f. 瘫痪

parātus, a, um, adj. 备制好的

Paridis Rhizoma 重楼（中药材）

Paris, idis, f. 重楼属

Paris polyphylla Smith. var. *yunnanensis* (Franch.) Hand.-Mazz. 云南重楼

Paris polyphylla Smith. var. *chinensis* (Franch.) Hara 七叶一枝花

paro, āre, v. 备制，配制

parōtis, adis, f. 腮腺

parotitis, adis, f. 腮腺炎

pars, partis, f. 部分

partiālis, e, adj. 部分的

partus, us, m. 分娩

parum, adv. 少，一些

parvus, a, um, adj. 小的

pasta, ae, f. 糊剂

Perilla, ae, f. 紫苏属

pectus, oris, n. 胸

Pegaeophyti Radix et Rhizoma 高山辣根菜（中药材）

Pegaeophyton scapiflorum (Hook. f. et Thoms.) Marq. et Shaw 无茎荠

pekinēnsis, e, adj. 北京的

penicillīnum, i, n. 青霉素

Penicillĭum, i, n. 青霉菌属

penicillum, i, n. 毛笔，毛刷

pentobarbitālum, i, n. 戊巴比妥

pentoxyverīnum, i, n. 维静宁

pepsinum, i, n. 胃蛋白酶

per, praep. acc. 经过，由

percŏlo, āre, v. 过滤，渗滤

percōlum, i, n. 渗滤筒

pericarpium, i, n. 果皮

Perilla fouescens (L.) Britt. 紫苏

Perillae Caulis 紫苏梗（中药材）

Perillae Folium 紫苏叶（中药材）

Perillae Fructus 紫苏子（中药材）

periostrăcum, i, n. 蜕壳，甲壳质

Periplōca, ae, f. 杠柳属

Periploca sepium Bge. 杠柳

Periplocae Cortex 香加皮（中药材）

peritonitis, idis, f. 腹膜炎

permangānas, atis, m. 高锰酸盐

pernio, ionis, f. 冻疮

peroxydātus, a, um, adj. 过氧化的

peroxŷdum, i, n. 过氧化物

perphenazinum, i, n. 奋乃静

persĭca, ae, f. 桃

Persicae Ramulus 桃枝（中药材）

Persicae Semen 桃仁（中药材）

pertūssis, is, f. 百日咳

pes, pedis, m. 足，脚

pessarium, i, n. 阴道栓

pestis, is, f. 鼠疫

pethidinum, i, n. 哌替啶

petiolus, i, m. 叶柄

Peucedani Decursivi Radix 紫花前胡（中药材）

Peucedani Radix 前胡（中药材）

Peucedănum, i, n. 前胡属

Peucedanum decursivum (Miq.) Maxim. 紫花前胡

Peucedanum praeruptorum Dunn 白花前胡

Pharbitidis Semen 牵牛子（中药材）

Pharbĭtis, idis, f. 牵牛属

Pharbitis nil (L.) Choisy 裂叶牵牛

Pharbitis purpurea (L.) Voigt 圆叶牵牛

pharmaceutĭcus, a, um, adj. 药学的

pharmacia, ae, f. 药房，药店

pharmacognosĭa, ae, f. 生药学

pharmacographĭa, ae, f. 药物学

pharmacologĭa, ae, f. 药理学

pharmăcon, i, n. 药物

pharmacopoea, ae, f. 药典

pharmacopoeus, i, m. 药师

pharmăcum, i, n. 药物

pharynx, yngis, m. 咽

Phaseŏlus, i, m. 菜豆属

Phellodendri Amurensis Cortex 关黄柏（中药材）

Phellodendri Chinensis Cortex 黄柏（中药材）

Phellodēndron, i, n. 黄柏属

Phellodendron amurense Rupr. 黄檗

Phellodendron chinense Schneid. 黄皮树

phenacetinum, i, n. 非那西汀

Phenobarbitālum Natrĭcum pro Injectiōne 注射用苯巴比妥钠

Phenobarbitālum Natrĭcum 苯巴比妥钠

Phenobarbitālum, i, n. 苯巴比妥

phenolātus, a, um, adj. 含酚的

phenolphthaleĭnum, i, n. 酚酞

phenōlum, i, n. 苯酚，酚

phenylbutazōnum, i, n. 保泰松

phenylephrĭnum, i, n. 去羟肾上腺素

phenylpropiōnas, atis, m. 苯丙酸盐

phenyltoinum, i, n. 二苯乙酰尿

Pheretima 地龙（中药材）

Pheretima, ae, n. 环毛蚓属

Pheretima aspergillum (E. Perrier) 参环毛蚓

Pheretima guillelmi (Michaelsen) 威廉环毛蚓

Pheretima pectinifera Michaelsen 栉盲环毛蚓

Pheretima vulgaris Chen 通俗环毛蚓

phiăla, ae, f. 瓶

phosphas, ātis, m. 磷酸盐

phosphis, ĭtis, m. 亚磷酸盐

phosphorātus, a, um, adj. 含磷的，磷化

phosphorĭcus, a, um, adj. 磷酸的

phosphŏrus, i, m. 亚磷酸

Phosphŏrus, i, m. 磷

Photinia chingiana Hand.-Mazz. 秦氏石楠

Phragmĭtes, is, m.f. 芦苇属

Phragmites communis Trin. 芦苇

Phragmitis Rhizoma 芦根（中药材）

phthĭsis, is, f. 结核病

Phyllanthi Fructus 余甘子（中药材）

Phyllanthus emblica L. 余甘子

Phyllānthus, i, m. 叶下珠属

Phyllostachys nigra (Lodd.) Munro var. *henonis* (Mitf.) Stapf ex Rendle 淡竹

Physalis alkekengi L. var. *franchetii* (Mast.) Makino 酸浆

Physalis Calyxseu Fructus 锦灯笼（中药材）

physĭca, ae, f. 物理学

physiologĭcus, a, um, adj. 生理学的

Physochlaina, ae, f. 泡囊草属

Physochlaina infundibularis Kuang 漏斗泡囊草

Physochlainae Radix 华山参（中药材）

Phytolācca, ae, f. 商陆属

Phytolacca acinosa Roxb. 商陆

Phytolacca americana L. 垂序商陆

Phytolaccae Radix 商陆（中药材）

Picria felterrae Lour. 苦玄参

Picriae Herba 苦玄参（中药材）

Picrorhiza, ae, f. 胡黄连属

Picrorhiza scrophulariiflora Pennell 胡黄连

Picrorhizae Rhizoma 胡黄连（中药材）

Pigmentum, i, n. 涂剂

Pilocarpĭni Nitras 硝酸毛果云香碱

pilōsus, a, um, adj. 具疏柔毛的

pilŭla, ae, f. 丸剂

pilus, i, m. 毛，汗毛

Pinaceae 松科

Pinellia ternata (Thunb.) Breit. 半夏

Pinellĭa, ae, f. 半夏属

Pinelliae Rhizoma 半夏（中药材）

Pinelliae Rhizoma Praeparatum 法半夏（中药材）

Pinelliae Rhizoma Praeparatum cum Alumine（明矾）清半夏（中药材）

Pinelliae Rhizoma Praeparatum cum Zingibere et Alumine 姜半夏（中药材）

pinguis, e, adj. 肥的

Pini Lignum Nodi 油松节

Pini Pollen 松花粉（中药材）

pint, indecl. n. 品脱

Pinus massoniana Lamb. 马尾松

Pinus tabulaeformis Carr. 油松

Pinus, i, f. 松属，松树

Piper, ĕris, n. 胡椒属

Piper kadsura (Choisy) Ohwi 海风藤

Piper longum L. 荜茇

Piperaceae 胡椒科

piperazīnum, i, m. 哌嗪

Piperis Kadsurae Caulis 海风藤（中药材）

Piperis Longi Fructus 荜茇（中药材）

piperitus, a, um, adj. 胡椒味的

pirus, i, f. 梨树

piscis, is, m. 鱼

pituitarium, i, n. 脑垂体

pix, picis, f. 焦油，沥青

placēnta, ae, f. 胎盘

planta, ae, f. 植物

Plantaginis Herba 车前草（中药材）

Plantaginis Semen 车前子（中药材）

Plantāgo, ĭnis, f. 车前属

Plantago asiatica L. 车前

Plantago depressa Willd. 平车前

plasma, atis, n. 血浆

plastrum, i, n. 腹甲，平板

Platycladi Cacumen 侧柏叶（中药材）

Platycladi Semen 柏子仁（中药材）

Platycladus orientalis (L.) Franco 侧柏

Platyclădus, i, f. 侧柏属

Platycodon grandiflorum (Jacq.) A. DC. 桔梗

Platycōdon, i, n. 桔梗属（希）

Platycodonis Radix 桔梗（中药材）

Pleione bulbocodioides (Franch.) Rolfe 独蒜兰

Pleione yunnanensis Rolfe 云南独蒜兰

pleuritis, idis, f. 胸膜炎

Plolyporus umbellatus (Pers.) Fries 猪苓

Plumbum, i, n. 铅

plumula, ae, f. 胚芽

pneeumonǐa, ae, f. 肺炎

pnoe, es, f. 呼吸，吸气

Podophyllum, i, n. 鬼臼属

Pogostēmon, ōnis, n. 广藿香属

Pogostemon cablin (Blanco) Benth. 广藿香

Pogostemonis Herba 广藿香（中药材）

Pollen Typhae 蒲黄

pollen, ĭnis, f. 花粉

Polygala japonica Houtt. 瓜子金

Polygala sibirica L. 卵叶远志

Polygala tenuifolia Willd. 远志

Polygăla, ae, f. 远志属

Polygalaceae 远志科

Polygalae Japonicae Herba 瓜子金（中药材）

Polygalae Radix 远志（中药材）

polyglucōsum, i, n. 缩合葡萄糖

Polygonaceae 蓼科

Polygonati Rhizoma 黄精（中药材）

Polygonati Odorati Rhizoma 玉竹（中药材）

Polygonātum, i, n. 黄精属

Polygonatum cyrtonema Hua 多花黄精

Polygonatum kingianum Coll. et Hemsl. 滇黄精

Polygonatum odoratum (Mill.) Druce 玉竹

Polygonatum sibiricum Red. 黄精

Polygoni Avicularis Herba 萹蓄（中药材）

Polygoni Cuspidati Rhizoma et Radix 虎杖（中药材）

Polygoni Multiflori Caulis 首乌藤（中药材）

Polygoni Multiflori Radix 何首乌（中药材）

Polygoni Orientalis Fructus 水红花子（中药材）

Polygoni Perfoliati Herba 杠板归（中药材）

Polygoni Tinctorii Folium 蓼大青叶（中药材）

Polygōnum, i, n. 蓼属

Polygonum aviculare L. 萹蓄

Polygonum bistorta L. 拳参

Polygonum cuspidatum Sieb. et Zucc. 虎杖

Polygonum multiflorum Thunb. 何首乌

Polygonum orientate L. 红蓼

Polygonum perfoliatum L. 杠板归

Polygonum tinctorium Ait. 蓼蓝
Polypodiaceae 水龙骨科
Polypodium nipponicum Mett. 水龙骨
polypōrus, i, m. 猪苓
Polyporus umbellatus (Pers.) Fr. 猪苓
pomātum, i, n. 油膏
pomātus, a, um, adj. 苹果的
pomum, i, n. 苹果
ponderōsus, a, um, adj. 重的，重质的
pondus, eris, n. 重量
Poria cocos (Schw.) Wolf 茯苓
Poria 茯苓（中药材）
post, praep. acc. 在……后
posterior, ius, adj. 后部的
postĕrus, a, um, adj. 后边的
Potentilla, ae, f. 委陵菜属
Potentilla chinensis Ser. 委陵菜
Potentillae Chinensis Herba 委陵菜（中药材）
Potentilla discolor Bge. 翻白草
Potentillae Discoloris Herba 翻白草（中药材）
potio, ionis, f. 饮料，水剂
prae, praep. abl. 前，因
praecipitālum, i, n. 沉淀物
praecipitatio, onis, f. 沉淀
praecipitātus, a, um, adj. 沉淀的
praeparatio, onis, f. 配制，预备
praeparātum, i, n. 制剂，成药
praeparātus, a, um, adj. 制备的
praepăro, āre, v. 配制
praepositio, ionis, f. 前置词
praescribo, ere 嘱咐，开处方
praeter, praep. acc. 除……之外
praevenio, ire, v. 防治，预防
praeventivus, a, um, adj. 预防的
prandium, i, n. 午餐
Prednisōni Acētas 醋酸泼尼松
prenylaminum, i, n. 心可定
primaquinum, i, n. 伯喹
primidōnum, i, n. 扑痫酮
primitivus, a, um 最初的

Primulaceae 报春花科
principālis, e, adj. 主要的
Prinsepĭa, ae, f. 扁核木属
Prinsepia uniflora Batal. var. *serrata* Rehd. 齿叶扁核木
Prinsepia uniflora Batal. 蕤核
Prinsepiae Nux 蕤仁（中药材）
pro, praep. abl. 为了，作……用
Procaīni Hydrochloridum 盐酸普鲁卡因
procainum, i, n. 普鲁卡因
profūndus, a, um, adj. 深的
progesterōnum, i, n. 黄体酮
prolāpsus, us, m. 脱垂，脱出
promethazinum, i, n. 异丙嗪
pronōmen, inis, n. 代词
propanthelinum, i, n. 普鲁本辛
prope, praep. acc. 近，靠近
Propolis 蜂胶（中药材）
Propranolōli Hydrochloridum 盐酸普萘洛尔
protaminum, i, n. 鱼精蛋白
protēgens, entis, adj. 保护的
proteinum, i, n. 蛋白质
proteinus, a, um, adj. 蛋白的
proteninicus, a, um, adj. 含蛋白的
Prunēlla, ae, f. 夏枯草属
Prunella vulgaris L. 夏枯草
Prunellae Spica 夏枯草（中药材）
Pruni Semen 郁李仁（中药材）
Prunus, i, f. 樱桃属
Prunus armeniaca L. 杏
Prunus armeniaca L. var. *ansu* Maxim. 山杏
Prunus davidiana (Carr.) Franch 山桃
Prunus japonica Thunb. 郁李
Prunus mandshurica (Maxim.) Koehne 东北杏
Prunus mume (Sieb.) Sieb. et Zucc. 梅
Prunus persica (L.) Batsch 桃
Prunus sibirica L. 西伯利亚杏
prurigo, inis, f. 痒，痒疹
Psammosilene tunicoides W. C. Wu et C. Y. Wu 金铁锁

Psammosilenes Radix 金铁锁（中药材）

Pseudobulbus, i, m. 假鳞茎

Pseudolārix, icis, f. 金钱松属

Pseudolarix amabilis (Nelson) Rehd. 金钱松

Pseudostellaria, ae, f. 太子参属

Pseudostellariae Radix 太子参（中药材）

Pseudostellaria heterophylla (Miq.) Pax ex Pax et Hoffm. 孩儿参

psora, ae, f. 牛皮癣

Psoralea corylifolia L. 补骨脂

Psoralĕa, ae, f. 补骨脂属

Psoraleae Fructus 补骨脂（中药材）

psoristĭcus, a, um, adj. 牛皮癣的

psychĭcus, a, um, adj. 精神的

Pteria martensii (Dunker) 马氏珍珠贝

Pteridaceae 凤尾蕨科

Pteris multifida Pior. 井栏边草

pubēscens, entis, adj. 有柔毛的

Pueraria, ae, f. 葛属

Pueraria lobata (Willd.) Ohwi 野葛

Puerariae Lobatae Radix 葛根（中药材）

Puerariae Thomsonii Radix 粉葛（中药材）

pulma, ae, f. 髓，木茎髓

pulmēntum, i, n. 羹，汤

pulmo, ōnis, m. 肺

pulmonarĭus, a, um, adj. 肺的

puls, pultis, f. 粥

Pulsatilla, ae, f. 白头翁属

Pulsatilla chinensis (Bge.) Regel 白头翁

pulsus, us, m. 脉搏

pultifōrmis, e, adj. 粥状的

pulverātus, a, um 成粉的

pulvis, ěris, m. 散（粉）剂

pure, adv. 纯地

purgatīvus, a, um, adj. 致泻的

purgo, āre, v. 洗净，使泻清

purificātus, a, um, adj. 精制的

purpurāscens, ēntis, adj. 淡紫色的

purpurĕus, a, um, adj. 紫色的

purus, a, um, adj. 纯的

pus, puris, n. 脓

pyraloxĭmum, i, n. 解磷定

pyramidōnum, i, n. 氨基比林

pyrantēlum, i, n. 噻嘧啶

pyrēthrum, i, n. 除虫菊

pyrimethaminum, i, n. 乙胺嘧啶

Pyritum 自然铜（中药材）

Pyrŏla, ae, f. 鹿蹄草属

pyrogallĭcus, a, um, adj. 焦性没食子酸的

Pyrola calliantha H. Andres 鹿蹄草

Pyrola decorata H. Andres 普通鹿蹄草

Pyrolaceae 鹿蹄草科

Pyrolae Herba 鹿衔草（中药材）

pyrophosphorĭcus, a, um 焦磷酸的

pyrosūfis, itis, m. 焦亚硫酸盐

Pyrrosĭa, ae, f. 石韦属

Pyrrosia lingua (Thunb.) Farwell 石韦

Pyrrosia petiolosa (Christ) Ching 有柄石韦

Pyrrosia sheareri (Bak.) Ching 庐山石韦

Q

quadrans, antis, adj. 四分之一

quadrūplex, icis, adj. 4 倍

quantum, adv. 若干，多少

quater, adv. 4 次

Quercus, us, f. 栎属

quindŭplex, icis, adj. 5 倍

quinidinum, i, n. 奎尼丁

quininum, i, n. 奎宁

Quisqualis Fructus 使君子（中药材）

Quisquālis, is, f. 使君子属

Quisqualis indica L. 使君子

quotidiānus, a, um, adj. 每日的

quotidiĕ, adv. 每天

quotiĕs, adv. 每次

quotus, a, um, adj. 第几

R

Rabdosia rubescens (Hemsl.) Hara 碎米桠

Rabdosiae Rubescentis Herba 冬凌草（中药材）

rabies, ēi, f. 狂犬病

rachitis, idis, f. 佝偻病

radiālis, e, adj. 放射状的

radicālis, e, adj. 根生的

radium, i, n. 镭

radix, īcis, f. 根

raffinātus, a, um, adj. 精炼的

ramŭlus, i, m. 茎枝，嫩枝

ramus, i, m. 枝

Rana, ae, f. 蛙属

Rana temporaria chensinensis David 中国林蛙

Ranae Oviductus 蛤蟆油（中药材）

Ranunculaceae 毛茛科

Ranunculi Ternati Radix 猫爪草（中药材）

Ranunculus ternatus Thunb. 小毛茛

Raphani Semen 莱菔子

Raphānus, i, m. 萝卜属

Raphanus sativus L. 萝卜

Rauwolfia, ae, f. 萝芙木属

reactio, onis, f. 反应，反作用

Reălgar 雄黄

recdūctus, a, um, adj. 还原的

recens, ēntis, adj. 新鲜的

recēnter, adv. 最新地

receptacŭlum, i, n. 花托

recēptum, i, n. 处方

receptūra, ae, f. 处方学

recipio, ěre, v. 取

recrystallisātus, a, um, adj. 再结晶的

rectificātus, a, um, adj. 精制的

rectum, i, n. 直肠

rectus, a, um, adj. 直的

recūrrens, ēntis, adj. 回归的

redestillātus, a, um, adj. 再蒸馏的

reflēxus, a, um, adj. 反射的

refrigerātus, a, um, adj. 冷却了的

regio, ionis, f. 地区，部位

regŭla, ae, f. 规定，规则

regulāris, e, adj. 规则的

Rehmannia, ae, f. 地黄属

Rehmannia glutinosa Libosch. 地黄

Rehmanniae Radix 地黄（中药材）

Rehmanniae Radix Praeparata 熟地黄（中药材）

reliquus, a, um, adj. 其余的

remedium, i, n. 药

ren, renis, m. 肾

reniformis, e, adj. 肾形的

renōvo, āre, v. 重新，复新

repěto, ěre, v. 反复

res, ei, f. 事物，东西

reserpinum, i, n. 利血平

residŭum, i, n. 渣，余物

resina, ae, f. 树脂

resinacěus, a, um, adj. 树脂样的

resōlvens, ēntis, adj. 溶解的，解决的

resorcinol, ōlis, n. 间苯二酚

resorcinōlum, i, n. 间苯二酚

resublimātus, a, um, adj. 再升华的

rete, is, n. 网

reticulātus, a, um, adj. 网状的

retinervus, i, m. 维管束

Rhamnaceae 鼠李科

Rhapontici Radix 漏芦（中药材）

Rhaponticum, i, n. 漏芦属

Rhaponticum uniflorum (L.) DC. 祁州漏芦

Rhei Radix et Rhizoma 大黄（中药材）

Rheum, i, n. 大黄属

Rheum officinale Baill. 药用大黄

Rheum palmatum L. 掌叶大黄

Rheum tanguticum Maxim. ex Balf. 唐古特大黄

rheumaticus, a, um, adj. 风湿的

rhinitis, idis, f. 鼻炎

rhinocěros, i, m. 犀牛（希）

rhizōma, ătis, n. 根状茎（希）

Rhodiola crenulata (Hook. f. et Thoms.) H. Ohba 大花红景天

Rhodiolae Crenulatae Radix et Rhizoma 红景天（中药材）

Rhododendri Daurici Folium 满山红（中药材）

Rhododendri Mollis Flos 闹羊花（中药材）

Rhododēndron, i, n. 杜鹃花属（希）

Rhododendron dahuricum L. 兴安杜鹃

Rhododendron molle G. Don 羊踯躅

Rhus chinensis Mill. 盐肤木

Rhus potaninii Maxim. 青麸杨

Rhus punjabensis Stew. var. *sinica* (Diels) Rehd. et Wils. 红麸杨

Ricini Semen 蓖麻子（中药材）

Ricĭnus, i, *m.* 蓖麻属

Ricinus communis L. 蓖麻

rimifōnum, i, n. 雷米封

robŏrans, āntis, adj. 使强壮的

Rosa, ae, f. 蔷薇属

Rosa chinensis Jacq. 月季

Rosa laevigata Michx. 金樱子

Rosa rugosa Thunb. 玫瑰

Rosaceae 蔷薇科

rosacĕus, a, um, adj. 如蔷薇花的

Rosae Chinensis Flos 月季花（中药材）

Rosae Laevigatae Fructus 金樱子（中药材）

Rosae Rugosae Flos 玫瑰花（中药材）

rosĕus, a, um, adj. 玫瑰色的

rotundīnum, i, n. 颅痛定

rotūndus, a, um, adj. 圆的

rubefāctus, a, um, adj. 成红色的

ruber, bra, brum, adj. 红色的

rubēscens, ēntis, adj. 微红色的

Rubi Fructus 覆盆子（中药材）

Rubia cordifolia L. 茜草

Rubĭa, ae, f. 茜草属

Rubiaceae 茜草科

Rubiae Radix et Rhizoma 茜草（中药材）

rubicūndus, a, um, adj. 红的，鲜红的

rubor, ōris, m. 红色

Rubus, i, m. 悬钩子属

Rubus chingii Hu 掌叶复盆子

ruga, ae, f. 皱纹

rugōsus, a, um, adj. 多皱的

russĭcus, a, um, adj. 俄国的

Rutaceae 芸香科

S

Saccharomȳces, ētis, m. 酵母菌属，酵母

sacchărum, i, n. 糖

saccus, i, n. 袋

sago, indecl. n. 西谷米

Saiga, ae, f. 高鼻羚羊属

Saiga tatarica L. 赛加羚羊

Saigae Tataricae Cornu 羚羊角（中药材）

salep, indecl. n. 白及

salicyals, ātis, m. 水杨酸盐

salicylĭcus, a, um, adj. 水杨酸的

Salix matsudana Koidz 旱柳

salsus, a, um, adj. 盐腌的

salūber, bris, bre, adj. 健康的

Salvĭa, ae, f. 鼠尾草属

Salvia miltiorrhiza Bge. 丹参

Salviae Mihiorrhizae Radix et Rhizoma 丹参（中药材）

sanguinĕus, a, um, adj. 血的

Sanguis Draconis 血竭（中药材）

sangŭis, ĭnis, m. 血

Sanguisōrba, ae, f. 地榆属

Sanguisorba officinalis L. 地榆

Sanguisorba officinalis L. var. *longifolia* (Bert.) Yu et Li 长叶地榆

Sanguisorbae Radix 地榆（中药材）

sanguisūga, ae, f. 水蛭，蚂蟥

sanĭtas, atis, f. 健康

Santali Albi Lignum 檀香（中药材）

Santălum, i, n. 檀香属

santonīnum, i, n. 山道年

sanus, a, um, adj. 健康的

sapĭdus, a, um, adj. 有味的

Sapindaceae 无患子科

sapo, inis, m. 皂，肥皂

saponīnum, i, n. 皂素，皂角苷

Saposhnikovia divaricata (Turcz.) Schischk. 防风

Saposhnikovĭa, ae, f. 防风属

Saposhnikoviae Radix 防风（中药材）

Sappan Lignum 苏木（中药材）

sappan, indecl. n. 苏木

Sarcandra glabra (Thunb.) Nakai 草珊瑚

Sargāssum, i, n. 海藻

Sargentodoxa cuneata (Oliv.) Rehd. et Wils. 大血藤

Sargentodoxae Caulis 大血藤（中药材）

satis, adv. 足够地

sativus, a, um, adj. 栽培的

saturātus, a, um, adj. 饱和的

satus, a, um, adj. 种下的

Sauropi Folium 龙脷叶（中药材）

Sauropus spatulifolius Beille 龙脷叶

Saururaceae 三白草科

Saurūrus, i, m. 三白草属

Saussurea involucrata (Kar. et Kir.) Sch. -Bip. 天山雪莲

Saussureae Involucratae Herba 天山雪莲（中药材）

Saxifragaceae 虎耳草科

scāber, bra, brum, adj. 粗糙的

scabies, ēi, f. 疥疮

scarlatia, ae, f. 猩红热

scatŭla, ae, f. 盒，匣

scelĕton, i, n. 骨骼（希）

Schisāndra, ae, f. 五味子属

Schisandra chinensis (Turcz.) Baill. 五味子

Schisandra sphenanthera Rehd. et Wils 华中五味子

Schisandrae Chinensis Fructus 五味子（中药材）

Schisandrae Sphenantherae Fructus 南五味子（中药材）

schistosomiāsis, is, f. 血吸虫病

Schizonepĕta, ae, f. 荆芥属

Schizonepeta tenuisfolia Briq. 荆芥

Schizonepetae Herba 荆芥（中药材）

Schizonepetae Herba Carbonisata 荆芥炭（中药材）

Schizostachyum chinense Rendle 华思劳竹

scientia, ae, f. 科学

scientificus, a, um, adj. 科学的

Scolopendra 蜈蚣（中药材）

Scolopendra subspinipes mutilans L. Koch 少棘巨蜈蚣

scopolamina, ae, f. 东莨菪碱

Scopolĭa, ae, f. 莨菪属

Scorpio 全蝎（中药材）

Buthus martensii Karsch 东亚钳蝎

Scrophularia, ae, f. 玄参属

Scrophularia ningpoensis Hemsl. 玄参

Scrophulariaceae 玄参科

Scrophulariae Radix 玄参（中药材）

Scutellaria baicalensis Georgi 黄芩

Scutellaria barbata D. Don 半枝莲

Scutellaria, ae, f. 黄芩属

Scutellariae Barbatae Herba 半枝莲（中药材）

Scutellariae Radix 黄芩（中药材）

Secāle, is, n. 黑麦属；麦角

secobarbitālum, i, n. 速可巴比妥

secūndum, praep. acc. 按照

sedans, āntis, adj. 镇静的

Sedi Herba 垂盆草（中药材）

sedimōntum, i, n. 沉淀

Sedum aizoon L. 景天三七

Sedum, i, n. 景天属

Sedum sarmentosum Bunge 垂盆草

Selaginella pulvinata (Hook. et Grev.) Maxim. 垫状卷柏

Selaginella tamariscina (Beauv.) Spring 卷柏

Selaginellae Herba 卷柏

Selaginellaceae 卷柏科

Selenarctos thibetanus 黑熊

semel, adv. 1 次

semen, ĭnis, n. 种子

Semiaquilegia adoxoides (DC.) Makino 天葵

Semiaquilegiae Radix 天葵子（中药材）

semihōra, ae, f. 半小时

sempervivus, a, um, adj. 长青的

Senecio scandens Buch. -Ham. 千里光

Senecionis Scandentis Herba 千里光（中药材）

senna, ae, f. 番泻叶

Sennae Folium 番泻叶（中药材）

separātus, a, um, adj. 分开的

separo, āre, v. 分开，隔离

Sepia esculenta Hoyle 金乌贼

Sepiae Endoconcha 海螵蛸（中药材）

sepōno, ĕre, v. 搁置

septies, adv. 7次

sericus, a, um, adj. 丝质的

seroalbuminum, i, n. 血白蛋白

serpens, entis, m.f. 蛇

Serpentis Periostracum 蛇蜕（中药材）

serum, i, n. 血清

servo, āre, v. 保存

Sesămum, i, n. 胡麻属

Setaria italica (L.) Beauv 粟

Setariae Fructus Germinatus 淡竹叶（中药材）

Setariae Fructus Germinatus 谷芽（中药材）

setōsus, a, um, adj. 有粗毛的

seu, conj. 即，就是，或

sevum, i, n. 树汁，脂肪

sexies, adv. 6次

si, conj. 若，倘，假使

sibiricus, a, um, adj. 西伯利亚的

sicco, āre 使干

siccus, a, um, adj. 干的

sicut, conj. 如同

Siegesbeckia, ae, f. 豨莶草属

Siegesbeckia glabrescens Makino 毛梗豨莶

Siegesbeckia orientalis L. 豨莶

Siegesbeckia pubescens Makino 腺梗豨莶

Siegesbeckiae Herba 豨莶草（中药材）

signatūra, ae, f. 标志，用法

signo, āre, v. 标记

signum, i, n. 记号，符号

silicĕus, a, um, adj. 矽（硅）质的

silicĭcus, a, um, adj. 矽（硅）酸的

Silicium, i, n. 硅

silva, ae, f. 树林

silvaticus, a, um, adj. 林生的

silvēster, tris, tre, adj. 野生的

Silybi Fructus 水飞蓟（中药材）

Silybum marianum (L.) Gaertn. 水飞蓟

similis, e, adj. 相似的

simplex, icis, adj. 简单的，单纯的

simul, adv. 一起，一同

Sinapis alba L. 白芥

Sināpis, is, f. 芥属

Sinapis Semen 芥子（中药材）

sine, praep. abl. 不含，无

sinēnsis, e, adj. 中国的

singulāris, e, adj. 单的

singŭlus, a, um, adj. 单独的

sinĭcus, a, um, adj. 中国的

sinister, tra, trum, adj. 左的，逆的

sinkiangēnsis, e, adj. 新疆的

Sinocalamus beecheyanus (Munro) McClure var. *pubescens* P. F. Li 大头典竹

Sinomenii Caulis 青风藤（中药材）

Sinomenĭum, i, n. 汉防己属

Sinomenium acutum (Thunb.) Rehd. et Wils. 青藤

Sinomenium acutum (Thunb.) Rehd. et Wils. var. *cinereum* Rehd. et Wils 毛青藤

Siphonostegia chinensis Benth. 阴行草

Siphonostegiae Herba 北刘寄奴（中药材）

Siraitia grosvenorii (Swingle) C. Jeffrey ex Lu et Z.Y. Zhang 罗汉果

Siraitiae Fructus 罗汉果（中药材）

siser, eris, n. 甜菜

sitis, is, f. 渴

situs, a, um 处于，在

sive, conj. 或者

skeleton, i, n. 骨骼

Smilacis Chinae Rhizoma 菝葜（中药材）

Smilacis Glabrae Rhizoma 土茯苓（中药材）

Smilax, ăcis, f. 菝葜属

Smilax china L. 菝葜

Smilax glabra Roxb. 光叶菝葜

soda, ae, f. 苏打

Sojae Semen Germinatum 大豆黄卷（中药材）

Sojae Semen Nigrum 黑豆（中药材）

Sojae Semen Praeparatum 淡豆豉（中药材）

sol, solis, m. 日，太阳

Solanaceae 茄科

Solidaginis Herba 一枝黄花（中药材）

Solidago decurrens Lour. 一枝黄花

solǐdus, a, um, adj. 固体的

solitarǐus, a, um, adj. 单生的

solubǐlis, e, adj. 可溶解的

solubitǐtas, atis, f. 可溶性

solutǐo, ōnis, f. 溶液剂

solūtus, a, um, adj. 溶化了的

solvēlla, ae, f. 能溶片

solvens, entis, n. 溶媒，化痰药

solvens, entis, adj. 溶化的

solvo, ěre, v. 溶解

Somedōnum, i, n. 索密痛

somnǐfer, era, erum, adj. 催眠的

somnus, i, m. 眠

Sophora flavescens Ait. 苦参

Sophǒra, ae, f. 槐属

Sophora japonica L. 槐

Sophora tonkinensis Gagnep. 越南槐

Sophorae Flavescentis Radix 苦参（中药材）

Sophorae Flos 槐花（中药材）

Sophorae Tonkinensis Radix et Rhizoma 山豆根
　（中药材）

soya, ae, f. 大豆

Sparganǐum, i, n. 黑三棱属

sparsus, a, um, adj. 散生的

spasmus, i, m. 痉挛

Spatholobi Caulis 鸡血藤（中药材）

Spatholōbus, i, m. 密花豆属

Spatholobus suberectus Dunn 密花豆

spatǔla, ae, f. 药刀

specǐes, ēi, f. 茶剂，种

specimen, inis, n. 样品，标本

sperma, atis, n. 精液，种子

spermaceti, indecl. n. 鲸蜡

sphenantherus, a, um, adj. 楔形花药的

spica, ae, f. 花穗

spina, ae, f. 棘刺

spirālis, e, adj. 螺旋的

spiritus vini 酒精

spiritus, us, m. 醑剂

spironolactōnum, i, n. 安体舒通

spissus, a, um, adj. 厚的，浓的

splen, enis, m. 脾脏

spongǐa, ae, f. 海绵

spongiōsus, a, um, adj. 像海绵的

spontaněus, a, um, adj. 自动的

spora, ae, f. 孢子

spuma, ae, f. 泡沫

spurǐus, a, um, adj. 伪的，假的

sputum, i, n. 痰

squāma, ae, f. 鳞，甲

squamōsus, a, um, adj. 多鳞的

stabǐlis, e, adj. 稳固的

Stachyūrus, i, m. 旌节花属

Stalactitum 钟乳石（中药材）

stamen, ǐnis, n. 雄蕊

statactitum, i, n. 钟乳石

statim, adv. 立即

status, us, m. 状况，状态

Stauntoniae Caulis et Folium 木瓜（中药材）

steleophǎga, ae, f. 地鳖（冀地鳖）

Steleophaga plancyi (Boleny) 冀地鳖

Stellaria dichotoma L. var. *lanceolata* Bge.
　银柴胡

Stellariae Radix 银柴胡（中药材）

stellātus, a, um, adj. 星形的

Stemōna, ae, f. 百部属

Stemona sessilifolia (Miq.) Miq. 直立百部

Stemonae Radix 百部（中药材）

Stephania tetrandra S. Moore 粉防己

Stephaniae Tetrandrae Radix 防己（中药材）

Sterculia lychnophora Hance 胖大海

Sterculǐa, ae, f. 苹婆属

Sterculiae Lychnophorae Semen 胖大海（中药材）

steriliātus, a, um, adj. 灭菌的

stērilis, e, adj. 无菌的

steriliso, āre, v. 消毒

sternutamēntum, i, n. 嗅入剂，鼻粉剂

stibǐum, i, n. 锑

stigma, ātis, n. 柱头

stilla, ae, f. 滴，滴剂

stillātim, adv. 一滴一滴地

stimŭlans, antis, adj. 使兴奋的

stimŭlo, āre, v. 使兴奋，刺激

stoma, atis, n. 口

stomachĭcum, i, n. 健胃剂

stomachĭcus, a, um, adj. 健胃的

stomăchus, i, n. 胃

stomatĭcus, a, um, adj. 口的

streptococcĭcus, a, um, adj. 链球菌的

Streptomycīni Sulfas 硫酸链霉素

streptomycīnum, i, n. 链霉素

strictus, a, um, adj. 紧的，狭的

Strobilanthes cusia (nees) O. Kuntze 马蓝

Strychni Semen 马钱子（中药材）

Strychnos nux-vomica L. 马钱

Strychnos, i, f. 马钱属，马钱子（希）

styptĭcus, a, um, adj. 止血的

Styrax, ăcis, m. 安息香属

suāvis, e, adj. 悦人的

sub, praep. acc. /abl. 在……下

subacetĭcus, a, um, adj. 次醋酸的

subcarbŏnas, ātis, m. 次碳酸盐

subcutaněs, a, um, adj. 皮下的

sublimātus, a, um, adj. 升华的

subnitricus, a, um, adj. 次硝酸的

subspecies, ēi, f. 亚种

subter, praep. acc. 下面，向下

subtĭlis, e, adj. 精细的

subtilĭtas, atis, f. 细度，纯度

succinas, atis, n. 琥珀酸盐

succinum, i, n. 琥珀

succinylcholīnum, i, n. 琥珀胆碱

succulēntus, a, um, adj. 多汁的

succus, i, m. 汁液

sucrōsum, i, n. 糖，蔗糖

sudor, oris, m. 汗

sudorifĭcus, a, um, adj. 发汗的

sufficiens, ēntis, adj. 足够的

suillus, a, um, adj. 猪的

Suis Fellis Pulvis 猪胆粉（中药材）

sulfacetamĭdum, i, n. 醋酰磺胺

Sulfadiazīnum Natricum 磺胺嘧啶钠

sulfadiazīnum, i, n. 磺胺嘧啶

sulfadimidīnum, i, n. 磺胺二甲嘧啶

sulfadimoxīnum, i, n. 磺胺二甲氧嘧啶

sulfafurazōlum, i, n. 磺胺二甲异噁唑

sulfamethoxazōlum, i, n. 磺胺甲噁唑

sulfanilamĭdum, i, n. 磺胺

sulfas, ātis, m. 硫酸盐

sulfathiazōlum, i, n. 磺胺噻唑

sulfĭdum, i, n. 硫化物

sulfis, ĭtis, m. 亚硫酸盐

sulfunātus, a, um, adj. 硫化的，磺化的

sulfur, uris, n. 硫

Sulfur 硫（中药材）

sulfurĭcus, a, um, adj. 硫酸的

sulfurōsus, a, um, adj. 亚硫酸的

sum, esse, v. 是，有，存在

sumo, ěre, v. 服用

super, praep. acc. 上面

superscriptĭo, onis, f. 上记

supĕrus, a, um, adj. 上边的

suppositorĭum, i, n. 栓剂

sus, suis, m. f. 猪

Sus scrofa domestica Brisson 猪

suspensĭo, ōnis, f. 混悬剂

Swertia mileensis T. N. Ho et W. L. Shih 青叶胆

Swertiae Mileensis Herba 青叶胆（中药材）

Swertia pseudochinensis Hara 瘤毛獐牙菜

Swertiae Herba 当药（中药材）

synergĭcus, a, um, adj. 调味的

syngnăthus, i, m. 海龙

syngnathus 海龙（中药材）

Solenognathus hardwickii (Gray) 刁海龙

Syngnathoides biaculeatus (Bloch) 拟海龙

Syngnathus acus L. 尖海龙

synthetiŏus, a, um, adj. 合成的

syphilitĭus, a, um 梅毒

Syringa reticulata (Bl.) Hara var. mandshurica (Maxim.) Hara 暴马丁香

Syringae Cortex 暴马子皮（中药材）

syrŭpus, i, m. 糖浆，糖浆剂

systēma, atis, n. 系统

systematicus, a, um, adj. 系统性的

T

tabācum, i, n. 烟草

tabēlla, ae, f. 片剂

taenia, ae, f. 绦虫

taenifūgus, a, um, adj. 驱绦虫的

talcum, i, n. 滑石

Talcum 滑石（中药材）

Talcum Pulvis 滑石粉（中药材）

talis, e, adj. 如此的，这样的

Tamaricaceae 柽柳科

Tamarix chinensis Lour. 柽柳

tangshen, indecl. n. 党参

tanguticus, a, um, adj. 唐古特的

tannicus, a, um, adj. 鞣酸的

Taraxaci Herba 蒲公英（中药材）

Taraxăcum, i, n. 蒲公英属

Taraxacum borealisinense Kitam. 碱地蒲公英

Taraxacum mongolicum Hand.-Mazz. 蒲公英

tartaricus, a, um, adj. 鞑靼族的

tartaricus, a, um, adj. 酒石酸的

tartras, atis, m. 酒石酸盐

Taxilli Herba 桑寄生（中药材）

Taxillus, i, m. 钝果寄生属

Taxillus chinensis (DC.) Danser 桑寄生

technicus, a, um, adj. 技术的

tego, ere, v. 盖，掩

tela, ae, f. 纱布剂，绷带

tener, ra, rum, adj. 嫩柔的

Tenodera sinensis Saussure 大刀螂

tenuifolius, a, um, adj. 细叶的

tenŭis, e, adj. 细的，薄的

tepĭdus, a, um, adj. 温的

ter quaterve 3次或4次

ter, adv. 3次

terebinthina, ae, f. 松节油

Terminalia chebula Retz. 诃子

terminālis, e, adj. 顶生的

tero, ere, v. 捣，研末

terpinum, i, n. 萜二醇

terramycinum, i, n. 土霉素

testicŭlus, i, m. 睾丸

testosterōnum, i, n. 睾丸素

Testūdo, ĭnis, f. 陆龟属

Testudinis Carapax et Plastrum 龟甲（中药材）

tetanicus, a, um, adj. 破伤风的

tetracainum, i, n. 丁卡因

Tetracyclīni Hydrochlorisum 盐酸四环素

tetracyclinum, i, n. 四环素

Tetrapanacis Medulla 通草（中药材）

Tetrapānax, ācis, m. 通脱木属

Tetrapanax papyriferus (Hook.) K. Koch 通脱木

thallus, i, m. 叶状体

thea, ae, f. 茶树

theophyllīnum, i, n. 茶碱

therapeuticus, a, um, adj. 治疗的

therapia, ae, f. 治疗

therma, ae, f. 温泉

thermālis, e, adj. 温泉的

thermomĕtrum, i, n. 温度计

theum, i, n. 茶

thiamazōlum, i, n. 甲巯咪唑

thiopentalum, i, n. 硫喷妥

thiosūlfas, atis, m. 硫代硫酸盐

Thlaspi arvense L. 菥蓂

Thlaspi Herba 菥蓂（中药材）

thorax, acis, m. 胸

Thymelaceae 瑞香科

thyroidĕnum, i, n. 甲状腺

thyroidĕus, a, um, adj. 甲状腺的

thyroxinum, i, n. 甲状腺素

tigris, is, m. 虎

tinctorius, a, um, adj. 染色用的

tinctūra, ae, f. 酊剂

tinctus, a, um, adj. 染上色的

tinctus, us, m. 染料

tingo, ěre, v. 染色

Tinospǒra, ae, f. 青牛胆属

Tinospora capillipes Gagnep. 金果榄

Tinospora sagittata (Oliv.) Gagnep. 青牛胆

Tinosporae Radix 金果榄（中药材）

tolu, indecl. n. 吐鲁香胶

tonǐcus, a, um, adj. 强身的

tonkinēnsis, e, adj. 东京的

tonsilla, ae, f. 扁桃体

Toosendan Fructus 川楝子（中药材）

Torreÿa, ae, f. 榧树属

totus, a, um, adj. 全的，整体的

Toxicodendri Resina 干漆（中药材）

Toxicodendron vernicifluum (Stokes) F. A. Barkl. 漆树

toxǐcum, i, n. 毒

toxǐcus, a, um, adj. 含毒的

toxǐnum, i, n. 毒素

toxitas, atis, f. 毒性

Toxoidum Diphthericum 白喉类毒素

Toxoǐdum Diphthericum Purificātum Adsorbātum 吸附精制白喉类毒素

Toxoǐdum Tetanǐcum Purificātum Adsorbātum 吸附精制破伤风类毒素

toxoǐdum, i, n. 类毒素

toxophōrus, a, um, adj. 含毒性的

trachěa, ae, f. 气管

tracheǐtis, idis, f. 气管炎

Trachelospērmum, i, n. 络石属

Trachelospermum jasminoides (Lindl.) Lem. 络石

trachōma, atis, f. 沙眼

Trachycarpi Petiolus 棕榈（中药材）

Trachycārpus, i, m. 棕榈属

Trachycarpus fortunei (Hook. f.) H. Wendl. 棕榈

transfusio, onis, f. 输血

transpǐro, āre, v. 出汗

traumatǐcus, a, um, adj. 外伤的

tremēlla, ae, f. 银耳

triangulāris, e, adj. 三角形的

Tribǔlus, i, m. 蒺藜属

tribus, us, f. 族

Trichosanthes, is, f. 栝楼属

Trichosanthes kirilowii Maxim. 栝楼

Trichosanthes rosthornii Harms 双边栝楼

Trichosanthis Fructus 瓜蒌（中药材）

Trichosanthis Pericarpium 瓜蒌皮（中药材）

Trichosanthis Radix 天花粉（中药材）

Trichosanthis Semen 瓜蒌子（中药材）

Trichosanthis Semen Tostum 炒瓜蒌子（中药材）

Trigonella foenum-graecum L. 胡芦巴

Trigonellae Semen 胡芦巴（中药材）

tricǒlor, oris, adj. 三色的

triflǒrus, a, um, adj. 三花的

trifoliātus, a, um, adj. 三叶的

trifolǐum, i, n. 三叶

Trigonēlla, ae, f. 胡卢巴属

trimethoprimum, i, n. 甲氧苄氨嘧啶

Trionycis Carapax 鳖甲（中药材）

Trionyx sinensis Wiegmann 鳖

triplex, icis, adj. 三倍的

tritǐcum, i, n. 小麦

trituratio, onis, f. 研磨

trochiscus, i, m. 锭剂

tropǐcus, a, um, adj. 热带的

Tsaoko Fructus 草果（中药材）

tsaoko, indecl. n. 草果

tuber, eris, n. 结节，块茎

tuberculinum, i, n. 结核菌素

tuberculōsis, is, f. 结核病

tubercǔlum, i, n. 结

tubǔlus, i 小管

tubus, i, m. 管子

tunǐca, ae, f. 汗衫，丸药衣

tunǐco, āre, v. 包衣

turio, onis, f. 幼芽

Turpinia arguta Seem 山香圆

Turpiniae Folium 山香圆（中药材）

tus, turis, n. 乳香

Tussilago farfara L. 款冬

tussis, is, f. 咳嗽

tyndalisatio, onis, f. 间歇灭菌法

Typha, ae, f. 香蒲属

Typha angustifolia L. 水烛香蒲

Typha orientalis Presl. 东方香蒲

Typhae Pollen 蒲黄（中药材）

Typhonii Rhizoma 白附子（中药材）

Typhonium giganteum Engl. 独角莲

typhōsus, a, um, adj. 伤寒的

typhus, i, m. 伤寒，热病

U

ulcus, eris, n. 溃疡

umbēlla, ae, f. 伞形花序，伞

umbellātus, a, um, adj. 伞形花序式的

Umbelliferae 伞形科

umbellifĕrus, a, um, adj. 有伞形花的

umbellifōrmis, e, adj. 如伞形花序的

Uncaria, ae, f. 钩藤属

Uncaria hirsuta Havil. 毛钩藤

Uncaria macrophylla Wall. 大叶钩藤

Uncaria rhynchophylla (Miq.) Miqex Havil. 钩藤

Uncaria sessilifructus Roxb. 无柄果钩藤

Uncaria sinensis (Oliv.) Havil. 华钩藤

Uncariae Ramulus cum Uncis 钩藤（中药材）

uncus, i, m. 钩

undecylēnas, atis, m. 十一烯酸盐

undecylenĭcus, a, um, adj. 十一烯酸的

unguēntum, i, n. 软膏

unicus, a, um, adj. 独一，唯一的

unĭo, ōnis, m. 珍珠

unitas, atis, f. 单位

universālis, e, adj. 统一的

univērsus, a, um 全的，普遍的

unus, a, um, num. 一

urēther, eris, m. 尿道，输尿管

urethitis, idis, f. 尿道炎

urēthra, ae, f. 输尿管

urethrālis, e, adj. 尿道的

urgens, entis, adj. 紧急的

urina, ae, f. 尿

urinarius, a, um, adj. 尿的

urotropinum, i, n. 乌洛托品

ursa, ae, f. 雌熊

ursinus, a, um, adj. 熊的

Ursus arctos L. 棕熊

urticaria, ae, f. 荨麻疹

ustus, a, um, adj. 煅制的

usus, us, m. 用途

ut, conj. 为，以便

utĕrus, i, m. 子宫

utĭlis, e, adj. 有用的

utilĭtas, atis, f. 益处，用处

V

Vaccaria segetalis (Neck.) Garcke 麦蓝菜

Vaccariae Semen 王不留行（中药材）

vaccina, ae, f. 牛痘，疫苗

vaccinatĭo, onis, f. 接种法

Vaccinum, i, n. 疫苗，菌苗

Vaccinum Calmette-Guerini Cryodesiccātum 冻干卡介苗

Vaccinum Cholērae Adsorbātum 吸附霍乱菌苗

Vaccinum Leptospirae 钩端螺旋体菌苗

Vaccinum Morbillōrum Vivum Cryodesiccātum 冻干麻疹活疫苗

Vaccinum Pertussis 百日咳菌苗

Vaccinum Pertūssis et Toxoĭdum Diphthero Tetanĭcum Adsorbātum 吸附百日咳嗽菌苗白喉破伤风类毒素混合制剂

Vaccinum Rabiēi Cryodesiccātum 冻干狂犬病疫苗

Vaccinum Rabiēi 狂犬病疫苗

Vaccinum Typho-paratyphosum 伤寒、副伤寒甲乙菌苗

vaccinum, i, n. 菌苗，疫苗

vacŭum, i, n. 真空

vacŭus, a, um, adj. 空的

vagina, ae, f. 阴道，鞘

vaginālis, e, adj. 阴道的

Valeriana jatamansi Jones. 蜘蛛香

Valeriāna, ae, f. 缬草属

Valerianaceae 败酱科

Valeriana jatamansi Jones 蜘蛛香

Valerianae Jatamansi Rhizoma et Radix 蜘蛛香
　（中药材）

valvŭla, ae, f. 瓣

vapor, oris, m. 蒸汽

vapōro, āre 蒸汽化

variātus, a, um, adj. 变化了的

varicēlla, ae, f. 水痘

varifolĭus, a, um, adj. 生不同叶的

variŏla, ae, f. 天花

varĭus, a, um, adj. 各种各样的

vas, vasis, n. 器皿，血管

vaselīnum, i, n. 凡士林

-ve, conj.（后置词）或者

vegetabĭlis, e, adj. 植物的

vehicŭlum, i, n. 赋形剂，溶媒

Vel, conj. 或者

vena, ae, f. 静脉

venenōsus, a, um, adj. 有毒的

venēnum, i, n. 毒，毒药

venētus, a, um, adj. 蓝色的

venōsus, a, um, adj. 属静脉的

Verătrum, i, n. 藜芦属

Verbēna, ae, f. 马鞭草属

Verbena officinalis L. 马鞭草

Verbenaceae 马鞭草科

Verbenae Herba 马鞭草（中药材）

vermifūgus, a, um, adj. 驱虫的

vermis, is, m. 虫，蠕虫

vernālis, e, adj. 春季的

vernix, icis, f. 漆

versicōlor, oris, adj. 多色的

verticillātus, a, um, adj. 轮生的

verto, ĕre 翻转

verus, a, um, adj. 真的

vesĭca, ae, f. 泡，膀胱

vesĭcans, antis, adj. 发泡的

vesicatorĭus, a, um, adj. 发泡用的

Vespae Nidus 蜂房（中药材）

veterinarĭus, a, um, adj. 兽医的

vetus, eris, adj. 旧的，陈的

vidĕo, ēre, v. 看见

Vigna, ae, f. 豇豆属

Vigna angularis Ohwiet Ohashi 赤豆

Vigna umbellata Ohwi et Ohashi 赤小豆

Vignae Semen 赤小豆（中药材）

vinblastĭnum, i, n. 长春碱

vinum, i, n. 酒

Viŏla, ae, f. 堇菜属

Viola yedoensis Makino 紫花地丁，光瓣堇菜

Violaceae 堇菜科

violacĕus, a, um, adj. 紫的

Violae Herba 紫花地丁（中药材）

viridēscens, ēntis, adj. 微绿色的

viridŭlus, a, um, adj. 淡绿色的

virĭdus, e, adj. 绿色的

virus, i, n. 脓毒

viscĕra, um, n. 内脏

Visci Herba 槲寄生（中药材）

Viscum coloratum (Komar.) Nakai 槲寄生

viscus, eris, n. 内脏

Vitaceae 葡萄科

vitaminum, i, n. 维生素

vitellīnus, a, um 卵黄色的

vitēllus, i, m. 蛋黄，卵黄

Vitex negundo L. var. *cannabifolia* (Sieb. et Zucc.)
Hand. -Mazz 牡荆

Vitex trifolia L. 蔓荆

Vitex trifolia L. var. *simplicifolia* Cham. 单叶蔓荆

Viticis Fructus 蔓荆子（中药材）

Viticis Negundo Folium 牡荆叶（中药材）

vitrĕus, a, um, adj. 玻璃质的

vitrum, i, n. 玻璃，玻璃杯

vivum, i, n. 活体

vivus, a, um, adj. 活的

vix, vicis, f. 次

Vladimiria souliei (Franch.) Ling 川木香

Vladimiria souliei (Franch.) Ling var. *cinerea* Ling 灰毛川木香

Vladimiriae Radix 川木香（中药材）

vocabǔlum, i, n. 单词，生词

voco, āre, v. 呼喊

volatǐlis, e, adj. 挥发的

volsēlla, ae, f. 镊子

volubǐlis, e, adj. 缠绕的

volūmen, inis, n. 书卷，册

vomǐcus, a, um, adj. 作呕的

vomitīvus, a, um, adj. 使呕的

vomǐtus, us, m. 呕吐

vomo, ere, v. 呕吐

vulgāris, e, adj. 普通的

W

Warfarīnum, i, n. 华法林

watta, ae, f. 棉絮，棉

wenyujin, indecl. n. 温郁金

Wenyujin Rhizoma Concisum 片姜黄（中药材）

Whitmania acranulata Whitman 柳叶蚂蟥

Whitmania pigra Whitman 蚂蟥

Wikstroemǐa, ae, f. 荛花属

Woodwardǐa, ae, f. 狗脊蕨属

X

Xantho- （前缀）黄

Xanthǐum, i, n. 苍耳属

Xanthium sibiricum Patr. 苍耳

Xanthii Fructus 苍耳子（中药材）

xerodērma, atis, n. 干皮病

xerōsis, is, f. 干燥病

xiphoiděus, a, um, adj. 剑形的

xyl- （前缀）木

Y

yanhusuo, indecl. n. 延胡索

yatrēnum, i, n. 药特灵

ytterbǐum, i, n. 镱

yunnanēnsis, e, adj. 云南的

Z

Zanthoxyli Pericarpium 花椒（中药材）

Zanthoxylum, i, n. 花椒属

Zanthoxylum bungeanum Maxim. 花椒

Zanthoxylum nitidum (Roxb.) DC. 两面针

Zanthoxylum schinifolium Sieb. et Zucc. 青椒

Zaǒcys 乌梢蛇（中药材）

Zaocys dhumnades (Cantor) 乌梢蛇

zea, ae, f. 玉蜀黍

zhejiangēnsis, e, adj. 浙江的

Zinci Oxydum 氧化锌

Zinci Undecylēnas 十一烯酸锌

Zincum, i, n. 锌

Zingǐber, ěris, n. 姜属，姜

Zingiber officinale Rosc. 姜

Zingiberaceae 姜科

Zingiberis Rhizoma 干姜（中药材）

Zingiberis Rhizoma Recens 生姜（中药材）

Zingiberis Rhizoma Praeparatum 炮姜（中药材）

Ziziphi Spinosae Semen 酸枣仁（中药材）

Zizǐphus, i, f. 枣属

Ziziphus jujuba Mill. 枣

Ziziphus jujuba Mill. var. *spinose* (Bunge) Hu ex H. F. Chou 酸枣

zona, ae, f. 带

zoologǐa, ae, f. 动物学

zygōma, atis, n. 颧骨

zygomatǐcus, a, um, adj. 颧骨的

zyma, atis, n. 酵母

zymōsis, is, f. 发酵

教材目录（第一批）

注：凡标☆号者为"核心示范教材"。

（一）中医学类专业

序号	书 名	主 编		主编所在单位	
1	中国医学史	郭宏伟	徐江雁	黑龙江中医药大学	河南中医药大学
2	医古文	王育林	李亚军	北京中医药大学	陕西中医药大学
3	大学语文	黄作阵		北京中医药大学	
4	中医基础理论☆	郑洪新	杨 柱	辽宁中医药大学	贵州中医药大学
5	中医诊断学☆	李灿东	方朝义	福建中医药大学	河北中医学院
6	中药学☆	钟赣生	杨柏灿	北京中医药大学	上海中医药大学
7	方剂学☆	李 冀	左铮云	黑龙江中医药大学	江西中医药大学
8	内经选读☆	翟双庆	黎敬波	北京中医药大学	广州中医药大学
9	伤寒论选读☆	王庆国	周春祥	北京中医药大学	南京中医药大学
10	金匮要略☆	范永升	姜德友	浙江中医药大学	黑龙江中医药大学
11	温病学☆	谷晓红	马 健	北京中医药大学	南京中医药大学
12	中医内科学☆	吴勉华	石 岩	南京中医药大学	辽宁中医药大学
13	中医外科学☆	陈红风		上海中医药大学	
14	中医妇科学☆	冯晓玲	张婷婷	黑龙江中医药大学	上海中医药大学
15	中医儿科学☆	赵 霞	李新民	南京中医药大学	天津中医药大学
16	中医骨伤科学☆	黄桂成	王拥军	南京中医药大学	上海中医药大学
17	中医眼科学	彭清华		湖南中医药大学	
18	中医耳鼻咽喉科学	刘 蓬		广州中医药大学	
19	中医急诊学☆	刘清泉	方邦江	首都医科大学	上海中医药大学
20	中医各家学说☆	尚 力	戴 铭	上海中医药大学	广西中医药大学
21	针灸学☆	梁繁荣	王 华	成都中医药大学	湖北中医药大学
22	推拿学☆	房 敏	王金贵	上海中医药大学	天津中医药大学
23	中医养生学	马烈光	章德林	成都中医药大学	江西中医药大学
24	中医药膳学	谢梦洲	朱天民	湖南中医药大学	成都中医药大学
25	中医食疗学	施洪飞	方 泓	南京中医药大学	上海中医药大学
26	中医气功学	章文春	魏玉龙	江西中医药大学	北京中医药大学
27	细胞生物学	赵宗江	高碧珍	北京中医药大学	福建中医药大学

序号	书 名	主 编		主编所在单位	
28	人体解剖学	邵水金		上海中医药大学	
29	组织学与胚胎学	周忠光	汪 涛	黑龙江中医药大学	天津中医药大学
30	生物化学	唐炳华		北京中医药大学	
31	生理学	赵铁建	朱大诚	广西中医药大学	江西中医药大学
32	病理学	刘春英	高维娟	辽宁中医药大学	河北中医学院
33	免疫学基础与病原生物学	袁嘉丽	刘永琦	云南中医药大学	甘肃中医药大学
34	预防医学	史周华		山东中医药大学	
35	药理学	张硕峰	方晓艳	北京中医药大学	河南中医药大学
36	诊断学	詹华奎		成都中医药大学	
37	医学影像学	侯 键	许茂盛	成都中医药大学	浙江中医药大学
38	内科学	潘 涛	戴爱国	南京中医药大学	湖南中医药大学
39	外科学	谢建兴		广州中医药大学	
40	中西医文献检索	林丹红	孙 玲	福建中医药大学	湖北中医药大学
41	中医疫病学	张伯礼	吕文亮	天津中医药大学	湖北中医药大学
42	中医文化学	张其成	臧守虎	北京中医药大学	山东中医药大学

（二）针灸推拿学专业

序号	书 名	主 编		主编所在单位	
43	局部解剖学	姜国华	李义凯	黑龙江中医药大学	南方医科大学
44	经络腧穴学☆	沈雪勇	刘存志	上海中医药大学	北京中医药大学
45	刺法灸法学☆	王富春	岳增辉	长春中医药大学	湖南中医药大学
46	针灸治疗学☆	高树中	冀来喜	山东中医药大学	山西中医药大学
47	各家针灸学说	高希言	王 威	河南中医药大学	辽宁中医药大学
48	针灸医籍选读	常小荣	张建斌	湖南中医药大学	南京中医药大学
49	实验针灸学	郭 义		天津中医药大学	
50	推拿手法学☆	周运峰		河南中医药大学	
51	推拿功法学☆	吕立江		浙江中医药大学	
52	推拿治疗学☆	井夫杰	杨永刚	山东中医药大学	长春中医药大学
53	小儿推拿学	刘明军	邰先桃	长春中医药大学	云南中医药大学

（三）中西医临床医学专业

序号	书 名	主 编		主编所在单位	
54	中外医学史	王振国	徐建云	山东中医药大学	南京中医药大学
55	中西医结合内科学	陈志强	杨文明	河北中医学院	安徽中医药大学
56	中西医结合外科学	何清湖		湖南中医药大学	
57	中西医结合妇产科学	杜惠兰		河北中医学院	
58	中西医结合儿科学	王雪峰	郑 健	辽宁中医药大学	福建中医药大学
59	中西医结合骨伤科学	詹红生	刘 军	上海中医药大学	广州中医药大学
60	中西医结合眼科学	段俊国	毕宏生	成都中医药大学	山东中医药大学
61	中西医结合耳鼻咽喉科学	张勤修	陈文勇	成都中医药大学	广州中医药大学
62	中西医结合口腔科学	谭 劲		湖南中医药大学	

（四）中药学类专业

序号	书　名	主　编		主编所在单位	
63	中医学基础	陈　晶	程海波	黑龙江中医药大学	南京中医药大学
64	高等数学	李秀昌	邵建华	长春中医药大学	上海中医药大学
65	中医药统计学	何　雁		江西中医药大学	
66	物理学	章新友	侯俊玲	江西中医药大学	北京中医药大学
67	无机化学	杨怀霞	吴培云	河南中医药大学	安徽中医药大学
68	有机化学	林　辉		广州中医药大学	
69	分析化学（上）（化学分析）	张　凌		江西中医药大学	
70	分析化学（下）（仪器分析）	王淑美		广东药科大学	
71	物理化学	刘　雄	王颖莉	甘肃中医药大学	山西中医药大学
72	临床中药学☆	周祯祥	唐德才	湖北中医药大学	南京中医药大学
73	方剂学	贾　波	许二平	成都中医药大学	河南中医药大学
74	中药药剂学☆	杨　明		江西中医药大学	
75	中药鉴定学☆	康廷国	闫永红	辽宁中医药大学	北京中医药大学
76	中药药理学☆	彭　成		成都中医药大学	
77	中药拉丁语	李　峰	马　琳	山东中医药大学	天津中医药大学
78	药用植物学☆	刘春生	谷　巍	北京中医药大学	南京中医药大学
79	中药炮制学☆	钟凌云		江西中医药大学	
80	中药分析学☆	梁生旺	张　彤	广东药科大学	上海中医药大学
81	中药化学☆	匡海学	冯卫生	黑龙江中医药大学	河南中医药大学
82	中药制药工程原理与设备	周长征		山东中医药大学	
83	药事管理学☆	刘红宁		江西中医药大学	
84	本草典籍选读	彭代银	陈仁寿	安徽中医药大学	南京中医药大学
85	中药制药分离工程	朱卫丰		江西中医药大学	
86	中药制药设备与车间设计	李　正		天津中医药大学	
87	药用植物栽培学	张永清		山东中医药大学	
88	中药资源学	马云桐		成都中医药大学	
89	中药产品与开发	孟宪生		辽宁中医药大学	
90	中药加工与炮制学	王秋红		广东药科大学	
91	人体形态学	武煜明	游言文	云南中医药大学	河南中医药大学
92	生理学基础	于远望		陕西中医药大学	
93	病理学基础	王　谦		北京中医药大学	

（五）护理学专业

序号	书　名	主　编		主编所在单位	
94	中医护理学基础	徐桂华	胡　慧	南京中医药大学	湖北中医药大学
95	护理学导论	穆　欣	马小琴	黑龙江中医药大学	浙江中医药大学
96	护理学基础	杨巧菊		河南中医药大学	
97	护理专业英语	刘红霞	刘　娅	北京中医药大学	湖北中医药大学
98	护理美学	余雨枫		成都中医药大学	
99	健康评估	阚丽君	张玉芳	黑龙江中医药大学	山东中医药大学

序号	书　名	主　编		主编所在单位	
100	护理心理学	郝玉芳		北京中医药大学	
101	护理伦理学	崔瑞兰		山东中医药大学	
102	内科护理学	陈　燕	孙志岭	湖南中医药大学	南京中医药大学
103	外科护理学	陆静波	蔡恩丽	上海中医药大学	云南中医药大学
104	妇产科护理学	冯　进	王丽芹	湖南中医药大学	黑龙江中医药大学
105	儿科护理学	肖洪玲	陈偶英	安徽中医药大学	湖南中医药大学
106	五官科护理学	喻京生		湖南中医药大学	
107	老年护理学	王　燕	高　静	天津中医药大学	成都中医药大学
108	急救护理学	吕　静	卢根娣	长春中医药大学	上海中医药大学
109	康复护理学	陈锦秀	汤继芹	福建中医药大学	山东中医药大学
110	社区护理学	沈翠珍	王诗源	浙江中医药大学	山东中医药大学
111	中医临床护理学	裘秀月	刘建军	浙江中医药大学	江西中医药大学
112	护理管理学	全小明	柏亚妹	广州中医药大学	南京中医药大学
113	医学营养学	聂　宏	李艳玲	黑龙江中医药大学	天津中医药大学

（六）公共课

序号	书　名	主　编		主编所在单位	
114	中医学概论	储全根	胡志希	安徽中医药大学	湖南中医药大学
115	传统体育	吴志坤	邵玉萍	上海中医药大学	湖北中医药大学
116	科研思路与方法	刘　涛	商洪才	南京中医药大学	北京中医药大学

（七）中医骨伤科学专业

序号	书　名	主　编		主编所在单位	
117	中医骨伤科学基础	李　楠	李　刚	福建中医药大学	山东中医药大学
118	骨伤解剖学	侯德才	姜国华	辽宁中医药大学	黑龙江中医药大学
119	骨伤影像学	栾金红	郭会利	黑龙江中医药大学	河南中医药大学洛阳平乐正骨学院
120	中医正骨学	冷向阳	马　勇	长春中医药大学	南京中医药大学
121	中医筋伤学	周红海	于　栋	广西中医药大学	北京中医药大学
122	中医骨病学	徐展望	郑福增	山东中医药大学	河南中医药大学
123	创伤急救学	毕荣修	李无阴	山东中医药大学	河南中医药大学洛阳平乐正骨学院
124	骨伤手术学	童培建	曾意荣	浙江中医药大学	广州中医药大学

（八）中医养生学专业

序号	书　名	主　编		主编所在单位	
125	中医养生文献学	蒋力生	王　平	江西中医药大学	湖北中医药大学
126	中医治未病学概论	陈涤平		南京中医药大学	